NÉRIS-LES-BAINS

ET

SES EAUX MINÉRALES

PAR

LE DOCTEUR F. DE RANSE

Médecin Inspecteur adjoint des eaux de Néris,
Rédacteur en chef de la GAZETTE MÉDICALE DE PARIS,
Membre et ancien président de la Société d'anthropologie,
et de la Société médico-pratique,
Membre de la Société de médecine de Paris, de la Société d'hydrologie,
de la Société de médecine publique et d'hygiène professionnelle,
de la Société des Médecins des Bureaux de bienfaisance,
des Sociétés médicales du deuxième et du sixième arrondissement,
Membre correspondant de l'Académie de médecine de Grenade,
de la Société médico-chirurgicale de Liège,
de la Société des Sciences médicales de Gannat, etc., etc.
Chevalier de la Légion-d'Honneur et de l'Ordre du Christ du Portugal,
Officier de l'Ordre du Nichan Iftikar.

PARIS

OCTAVE DOIN, ÉDITEUR

8, PLACE DE L'ODÉON, 8

—

1883

NÉRIS-LES-BAINS

ET

SES EAUX MINÉRALES

DU MÊME AUTEUR

CONSIDÉRATIONS SUR LA NATURE ET LE TRAITEMENT DES NÉVRALGIES. — Paris, 1861.

DE LA CONSANGUINITÉ. — Paris, 1864.

NOTE SUR L'UTILITÉ QUE PEUT PRÉSENTER L'ÉTUDE COMPARATIVE DES IDIOMES PATOIS DANS LES RECHERCHES RELATIVES A L'ETHNOLOGIE DE LA FRANCE. — Paris, 1867.

DU RÔLE DES MICROZOAIRES ET DES MICROPHYTES DANS LA GENÈSE, L'ÉVOLUTION ET LA PROPAGATION DES MALADIES. — Paris, 1869.

RAPPORT MÉDICO-CHIRURGICAL SUR L'AMBULANCE DES IRLANDAIS. — Paris, 1871.

DES UNIONS CONSANGUINES AU POINT DE VUE DE L'HYGIÈNE ET DE LA LÉGISLATION. — Paris, 1872.

DE LA TRACHÉOTOMIE PAR LE CAUTÈRE ACTUEL (en collaboration avec A. Muron). — Paris, 1873.

ORGANISATION DE L'ASSISTANCE MÉDICALE DANS LES CAMPAGNES. — Paris, 1876.

CLINIQUE THERMO-MINÉRALE DE NÉRIS. — Paris, quatre fascicules, 1875-1880.

Fascicule I : *Des indications et des contre-indications des eaux de Néris.*

    II : *De l'action immédiate des eaux de Néris dans le traitement des maladies du système nerveux.*

    III : *De l'action des eaux de Néris dans le traitement des maladies des femmes.*

    IV : *Étude physiologique et clinique sur les phénomènes d'excitation produits par une série de bains tempérés dans une eau minérale à faible minéralisation.*

NOTE SUR L'HYPERESTHÉSIE VULVAIRE ET LE VAGINISME. *Bulletin de l'Académie de médecine.* Paris, 1877.

NOTE SUR L'ATAXIE LOCOMOTRICE, SES FORMES FRUSTES, SON DIAGNOSTIC ET SON TRAITEMENT PAR LES EAUX DE NÉRIS. *Annales de la Société d'hydrologie de Paris,* 1877.

DES RAPPORTS DE L'ATAXIE LOCOMOTRICE AVEC LA SYPHILIS. *Bulletin de la Société de médecine de Paris,* 1882.

DU TRAITEMENT THERMAL PENDANT LA GROSSESSE. *Annales de la Société d'hydrologie de Paris,* 1882.

Châteauroux. — Typ. et Stéréotyp. A. MAJESTÉ

NÉRIS-LES-BAINS

ET

SES EAUX MINÉRALES

PAR

LE DOCTEUR F. DE RANSE

Médecin Inspecteur adjoint des eaux de Néris,
Rédacteur en chef de la GAZETTE MÉDICALE DE PARIS,
Membre et ancien président de la Société d'anthropologie,
et de la Société médico-pratique,
Membre de la Société de médecine de Paris, de la Société d'hydrologie,
de la Société de médecine publique et d'hygiène professionnelle,
de la Société des Médecins des Bureaux de bienfaisance,
des Sociétés médicales du deuxième et du sixième arrondissement,
Membre correspondant de l'Académie de médecine de Grenade,
de la Société médico-chirurgicale de Liége,
de la Société des Sciences médicales de Gannat, etc., etc.
Chevalier de la Légion-d'Honneur et de l'Ordre du Christ du Portugal,
Officier de l'Ordre du Nichan Iftikar.

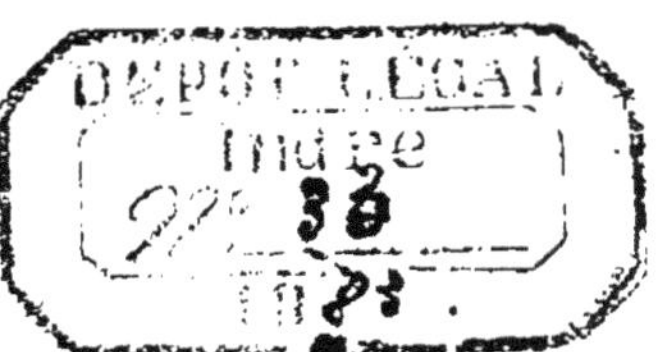

PARIS

OCTAVE DOIN, ÉDITEUR

8, PLACE DE L'ODÉON, 8

1883

AVANT-PROPOS

Ce travail est un court résumé d'un ouvrage
beaucoup plus important dont la première
édition est épuisée[1]. En attendant la publica-
tion d'une édition nouvelle, j'ai pensé qu'il
pouvait être utile de condenser, dans un nombre plus limité de pages, ce qu'une expérience
déjà ancienne m'a appris sur les eaux de Néris.
Le médecin, dont les instants les plus précieux
sont pris par les exigences de la clientèle, a
peu de loisirs à consacrer à la lecture de longues monographies, bonnes surtout à consul-
ter, et c'est certainement lui rendre service
que de lui présenter, sous une forme concise,

1. *Clinique thermo-minérale de Néris.* — Paris, quatre
fascicules, 1875-1880.

synthétique, les notions propres à éclairer certains points de sa pratique.

J'examinerai successivement les propriétés physiques, la composition chimique, l'action physiologique et les applications thérapeutiques des eaux de Néris. Comme les questions de topographie, de climat, d'installation même ne sont pas indifférentes au succès d'une cure thermale, je ferai précéder cette étude d'un chapitre où je renseignerai très brièvement le lecteur sur les conditions que présente, à ces divers égards, la station dont je vais m'occuper.

NÉRIS-LES-BAINS

ET

SES EAUX MINÉRALES

I

TOPOGRAPHIE. — CLIMATOLOGIE

Néris est un bourg de 2,200 habitants, situé dans le département de l'Allier, sur la route nationale de Bourges à Clermont-Ferrand, à 8 kilomètres de Montluçon.

La gare de Chamblet-Néris, qui dessert la ville thermale, et en est distante de 3 à 4 kilomètres, est une station de la ligne de Paris à Moulins par Orléans, Vierzon, Bourges et Montluçon. Cette ligne, entre Montluçon et Commentry, se confond avec celle qui relie le réseau de l'ouest à celui de l'est et fait ainsi communiquer Bordeaux, Angoulême, Poitiers,

Nantes, Tours, etc., avec Clermont, Saint-Étienne, Lyon, etc. L'accès de Néris est donc facile, de quelque point de la France que l'on vienne. Bien que le trajet de la gare à l'établissement s'effectue en moins d'une demi-heure, il est question de doter Néris d'un chemin de fer d'intérêt local, partant de Montluçon et aboutissant aux portes mêmes de la station thermale. Quand ce projet sera réalisé, Néris n'aura rien à envier, sous le rapport des communications, à aucune cité balnéaire.

Le voyageur qui, en arrivant à Néris, jette un coup d'œil sur le parc des Arènes, ou qui, en entrant dans le grand établissemeut, aperçoit les fûts de colonnes, les bases, les chapiteaux, les bas-reliefs, les vases, les fragments de statues, les inscriptions, les tronçons d'aqueduc, etc., dont le péristyle est orné, conçoit déjà une idée de l'antiquité de ces thermes et de l'importance qu'ils ont eue autrefois. L'histoire archéologique de Néris a été écrite par Boirot-Desserviers[1], puis par de Laurès[2]. Elle nous

1. *Recherches historiques et observations médicales sur les eaux thermales et minérales de Néris en Bourbonnais*, par M. P. Boirot-Desserviers. Paris, 1822.

2. *Les Eaux de Néris*, par le Dr Camille de Laurès. Paris, 1869.

montre que Néris, fondé probablement dans le courant du premier siècle, se développa rapidement à la fois comme station thermale et comme grande cité, atteignit sa plus grande splendeur sous les Antonins, fut ravagé sous Constantin II, restauré par Julien, dévasté au quatrième siècle par les Goths, plus tard par les Normands, et resta dans l'oubli depuis cette époque jusqu'à la fin du siècle dernier ou même au commencement du nôtre. Boirot-Desserviers a fortement contribué au nouvel essor de la ville thermale dont la prospérité est allée toujours en croissant. Je ne saurais rien ajouter aux documents historiques recueillis par les deux anciens inspecteurs que j'ai cités ; je renvoie donc le lecteur à leurs intéressants ouvrages et me bornerai à lui faire connaître le Néris nouveau.

Néris est bâti sur le plateau et le versant d'une colline qui s'incline à l'ouest en descendant vers les sources thermales. Il se divise en deux parties : la partie haute ou *bourg*, habitée par la population indigène, composée principalement de cultivateurs et d'ouvriers des mines ; la ville basse ou *bain*, occupée par la population étrangère et comprenant les hôtels, les maisons meublées, les villas qui entourent les deux établissements et le jardin. C'est cette dernière qui intéresse surtout le baigneur.

Les hôtels sont nombreux, généralement bien tenus, sans offrir le luxe qu'on rencontre dans des stations moins anciennes. En revanche, la table d'hôte est excellente, souvent trop copieuse pour des personnes qui auraient besoin de suivre plutôt un régime sévère. Les malades trouvent toujours dans les hôtels les soins les plus empressés, et, dans maintes circonstances, j'ai été frappé de l'intelligence rare et du véritable dévouement dont maîtres et domestiques ont fait preuve.

Les maisons meublées se divisent en deux classes : les unes ne sont à vrai dire que de petits hôtels répondant, pour le prix de la pension, à toutes les situations de fortune ; les autres n'offrent que le logement et reçoivent ainsi les personnes qui, arrivant avec leurs domestiques, préfèrent conserver leurs habitudes et vivre de la vie de famille. Le nombre des maisons ou villas de ce genre est encore assez restreint ; il y a lieu de souhaiter qu'il augmente.

Le grand établissement, situé entre la place des Thermes et le jardin, est un vaste rectangle, à l'aspect monumental, dont les côtés sont constitués : latéralement par deux galeries de bains ; sur la place, par le péristyle ; sur le jardin, par les salons du casino. Je n'entreprendrai pas de le décrire : cette description intéresserait peu le lecteur ; et pour le baigneur qui viendra à Néris, une simple visite le renseignera beaucoup mieux. Je m'occuperai ailleurs des ressources balnéothérapiques qu'il renferme. Il est ouvert du 15 mai au 30 septembre.

Le petit établissement, qui reste ouvert toute l'année, est construit en face du premier, sur l'emplacement même des sources, au milieu de la place des Thermes. Il est réservé aux indigents reçus par l'hospice et aux malades de la classe peu aisée. Il comprend deux piscines chaudes, deux piscines tempérées, deux cabinets de bains, deux étuves, des appareils et des conduites pour les bains d'encaissement, les douches de vapeur, les douches ascendantes, les douches chaudes et les douches écossaises. Mal agencé, insuffisant pour le double service auquel il est destiné, le petit établissement est appelé à disparaître dans un avenir prochain. Il est question, en effet, de le reconstruire sur les terrains de l'hospice, ce qui permettra de dégager la place et de mettre en plein jour les puits d'où émerge l'eau minérale et qui sont couverts par les constructions actuelles.

Ces puits sont au nombre de six. Le puits de la Croix, situé derrière le petit établissement, sert de buvette et de fontaine publique. Dans les temps de grande sécheresse, alors que les sources d'eau douce tarissent, il offre une ressource précieuse aux habitants de Néris et des environs. Le grand puits, ou puits César, dont on voit l'ouverture dans la pièce qui précède l'étuve et le cabinet de bain du côté des femmes, alimente les deux établissements. L'eau minérale ainsi captée en six puits ne forme en réalité qu'une seule nappe. Le débit des sources est de 1,000 à 1,100 mètres cubes par jour.

On entre dans chacun des deux établissements par une sorte de pont qui sépare deux bassins destinés à alimenter les baignoires et les piscines, et renfermant, l'un de l'eau minérale à peu près à la température des sources, l'autre de l'eau minérale refroidie. Celle-ci provient d'un système de larges bassins à ciel ouvert situés à gauche et au-dessus du grand établissement. Une pompe à vapeur prend l'eau minérale à la sortie du grand puits, l'élève et la déverse dans ces bassins de réfrigération. L'eau s'y refroidit lentement, par le seul effet de l'évaporation et du rayonnement nocturne, et conserve ainsi ses propriétés physiques. Un refroidissement brusque paraît les modifier. On peut s'en convaincre en examinant l'eau des bassins de réfrigération quand survient, comme à la suite d'un orage, un abaissement subit et notable de la température : on voit l'eau perdre rapidement sa limpidité et offrir, dans toute sa hauteur, sous forme de flocons glaireux ou gélatineux, un abondant précipité de la matière organique qu'elle renferme.

Dans les bassins où l'eau minérale est maintenue à une température voisine de 45 degrés se développent des conferves. Le bassin situé à droite de l'entrée du grand établissement en offre généralement de beaux spécimens qui fixent l'attention des baigneurs. Je me borne ici à les signaler ; je ferai connaître plus loin leur nature, leur composition et leurs applications thérapeutiques.

Sur la place des Thermes, à gauche du petit établissement, se trouve l'hôpital, de fondation privée, et administré par une commission dont le maire est de droit président. Il se divise en deux parties bien distinctes. Le corps de bâtiment qui donne sur la place est un véritable hôtel, recevant exclusivement les dames et les prêtres et offrant tout le confortable des autres hôtels. Les bâtiments situés au fond de la cour constituent l'hôpital. On y traite par saison thermale 500 à 600 indigents venant du département de l'Allier et des départements voisins. Ces malades prennent leurs bains au petit établissement. L'hôpital contient une chapelle desservie durant la saison à l'intention des baigneurs.

Le casino, qui occupe le côté du grand établissement donnant sur le jardin, comprend une salle de concert et de spectacle, un salon de lecture et un salon réservé aux dames. Il est question d'augmenter les ressources balnéaires de l'établissement en transformant ces salons en cabinets de bains. Le casino, transporté ailleurs, serait construit suivant un plan plus vaste et plus en rapport avec les distractions que les étrangers ont l'habitude de chercher et de trouver dans les stations thermales.

Le jardin comprend de belles allées, ombragées de superbes tilleuls ; les baigneurs s'y réunissent en groupes nombreux après le déjeuner, et beaucoup d'entre eux y passent l'après-midi. Ceux qui préfèrent un peu plus de solitude et une ombre encore plus épaisse vont au parc des Arènes, séparé du jardin par la route nationale, et dont une partie rappelle par sa disposition l'ancien cirque gallo-romain qui occupait le même emplacement. De l'étage supérieur de cette promenade on jouit, du côté de Montluçon, d'une très belle vue sur la plaine du Cher et les hautes collines de la Creuse.

Néris se trouve à 46° 17' 8" de latitude et 0° 19' 17" est de longitude. Son altitude au-dessus du niveau de la mer est de 354 mètres à l'entrée du grand établissement, de 379 mètres au seuil de l'église. La partie basse ou *bain*, qui entoure les sources, occupe le fond d'une sorte d'entonnoir assez circonscrit, limité de tous côtés par des exhaussements de terrain, sauf au nord-ouest où il s'ouvre du côté de la vallée du Cher. Le sol sur lequel Néris est construit est primitif et compacte, comprenant plusieurs espèces de granit diversement combinées ou associées. On trouve en certains endroits des veines de spath fluor qui sembleraient expliquer la présence d'une quantité notable de fluor dans l'eau minérale.

La perméabilité de ce sol est grande et permet un écoulement ou une filtration rapide des eaux de pluie. Mais il en résulte aussi que, en temps de sécheresse, les puits d'eau douce qui alimentent la population tarissent facilement. L'eau qui déjà, en temps ordinaire, laisse beaucoup à désirer, cesse d'être potable, et les habitants sont obligés d'avoir recours à l'eau minérale.

Les Romains, plus difficiles sans doute que nous pour les qualités de l'eau de boisson, mais certainement plus pratiques quand il s'agissait d'appliquer un principe d'hygiène, avaient construit des aqueducs, dont un n'avait pas moins de 35 kilomètres, et qui amenaient à Néris des eaux de source excellentes. Leur exemple serait bon à suivre ; mais nous n'avons pas les moyens d'action qu'ils possédaient, et il faut tourner autrement la difficulté. C'est ainsi qu'on a été conduit à conseiller aux étrangers qui viennent à Néris, et qui supportent généralement aussi mal l'eau douce que l'eau minérale du pays, l'usage d'eaux minérales transportées telles que celles de Vals, de Neyrac, d'Alet, de Pougues, de Saint-Galmier, de Saint-Pardoux, de Bussang, d'Orezza, etc., parmi lesquelles le médecin choisit naturellement la mieux appropriée à l'état de chaque malade.

Le climat de Néris est tempéré et assez égal. De Laurès a relevé la température à 6 heures du matin, midi et 6 heures du soir pendant quatre années, du mois de juin au 15 septembre. Quatre fois seulement le thermomètre est descendu à 11° centigrades, et douze fois il s'est élevé au-dessus de 28°, sans jamais dépasser 31°. Les variations brusques de température sont rares. Néanmoins sous l'influence des orages, fréquents surtout à la fin de mai et au commencement de juin, l'atmosphère, déjà saturée d'humidité, subit parfois un refroidissement assez notable auquel les malades sont d'autant plus sensibles que, par suite des bains quotidiens, leur tégument externe est privé de l'enduit sébacé qui le protège. Aussi est-il prudent, quand on vient faire une saison à Néris, de se prémunir contre une pareille éventualité en apportant des vêtements suffisamment chauds, même au plus fort de l'été. Dans les années pluvieuses, comme celle que nous venons de traverser, une précaution de ce genre est de toute nécessité.

On a fait à Néris, au point de vue des distractions qu'on y peut trouver, une réputation des plus mauvaises. Certes ce n'est pas une ville de plaisirs, mais on y peut dépenser fort agréablement son temps. Pour le démontrer, il suffit d'esquisser un court tableau de la journée du baigneur.

La matinée est généralement consacrée au traitement. Les bains se prennent par séries de 4 heures et demie à 10 heures et demie. Après le bain, la plupart des malades se remettent au lit et ne se lèvent que pour faire leur toilette et descendre à la salle à manger, où le déjeuner est servi à 10 heures et demie. Ceux qui prennent leur bain dans l'après-midi, ou pour qui un peu d'exercice après le bain paraît préférable au repos, font dans la matinée une promenade dont on comprend aisément le charme.

Après le déjeuner, des groupes se forment dans le jardin, à l'ombre des tilleuls, autour de tables sur lesquelles est servi et fume le moka. Là les présentations se font, les relations se nouent, on se raconte mutuellement ses souffrances, on se communique les effets du traitement, on discute les prescriptions du docteur, on devise de la chronique locale, on médit un peu du voisin, le temps passe, et déjà 1 heure sonne. On touche à la période de la journée la plus difficile à remplir. Cependant les moyens ne font pas défaut : la correspondance, la lecture, les visites, le jeu de crocket, le billard, les promenades à pied, à âne, en voiture, etc., etc., occupent à l'envi les loisirs des baigneurs. Je signalerai à ceux qui s'intéressent aux études archéologiques le petit musée Rikoter, légué récemment à la ville par un collectionneur d'antiquités gallo-romaines. Ce musée est à l'entrée d'un superbe jardin qui, tout en étant une propriété privée, est libéralement ouvert à tous les visiteurs. Parfois, le dimanche, les fanfares de Montluçon ou de Commentry viennent faire entendre les plus beaux morceaux de leur répertoire. Il est question d'organiser un orchestre qui donnera régulièrement des concerts de jour.

Je viens de parler de promenades : les environs de Néris, très accidentés, en offrent de fort agréables. Je citerai plus particulièrement, comme buts de ces promenades, pour les piétons, outre les différentes routes qui partent du village, le vallon de Tiauleroux, avec ses pentes abruptes, ses vertes prairies et ses moulins, le bois de Villebret, la chapelle et la grotte de Saint-Joseph, la ferme de Marcoing, le domaine des Billoux et le tombeau du chevalier de Malte, le ravin de Perre-Lante, le château de Cerclier, celui de Pérassier, etc. ; dans un rayon un peu plus étendu, les villages de Villebret, de Durdlat, le bois des Fontaines et du Tigoulet, les mines des Ferrières, les châteaux des Modières, de Bisseret, de Montassiégé, etc. Dans une première zone d'excursions en voiture, je mentionnerai le village de Lavaux-Sainte-Anne sur les bords du Cher, Montluçon et ses nombreuses usines, Commentry avec ses forges et ses mines, la Requille et le point de vue qui l'avoisine ; dans une deuxième zone, le château des Gouttières, les ruines du château de l'Ours, la route de Montluçon à Chamblet, le village d'Arpheuilles, et, en étendant de plus en plus le rayon, la Peyrouse et le pont de la Bouble, Montaigut et les ruines de son vieux château, Marcillat et le château de Bellaigue, Chambon dans la vallée toujours si pittoresque du Cher, Évaux et ses eaux thermales, Châteauneuf, ses sources minérales et la splendide vallée de la Sioule, etc.

On revient de la promenade ; il est près de 5 heures. On n'a que le temps de changer de toilette ; une demi-heure plus tard la cloche qui annonce que le dîner est servi retentit pour la seconde fois. Après le dîner, les promeneurs fatigués s'asseyent devant la porte des hôtels ; le plus grand nombre des baigneurs prend de nouveau son essor dans le jardin, dans le parc, sur la route de Villebret ou celle de Montluçon. A 8 heures, les salons du Casino s'éclairent et ne tardent pas à se remplir ; de l'excellente musique de chambre, des opérettes, de petites comédies soigneusement triées, des proverbes, des saynètes occupent la soirée, qui se prolonge rarement au delà de 10 heures et demie.

On peut juger, par ce rapide aperçu, que Néris ne mérite pas la réputation qu'on lui a faite. Si j'ajoute que, dans le salon de chaque hôtel, on se réunit et l'on organise des soirées charmantes, qu'il existe un et même deux cercles où les étrangers sont facilement admis, on retrouve en définitive, dans cette station, tous les éléments de distractions que l'on rencontre ailleurs. Ces éléments, du reste, ne peuvent que grandir dans un avenir très prochain. L'État est propriétaire de l'établissement thermal, et le gouvernement paraît disposé à demander aux Chambres un crédit qui permettra d'effectuer toutes les améliorations désirables. Pour peu que la municipalité et l'initiative privée joignent leur concours à celui de l'État, Néris prendra rang parmi les stations hydro-minérales sous tous les rapports les mieux organisées.

II

PROPRIÉTÉS PHYSIQUES

Les eaux de Néris sont très limpides. En petite quantité, elles sont incolores ; en masse, elles paraissent verdâtres. Leur odeur est nulle. On a signalé cependant celle d'hydrogène sulfuré que répand parfois l'eau des piscines ou des baignoires. Cela tient sans doute, ou, comme le suppose de Laurès « à l'impression occasionnée par les produits gazeux offrant une odeur d'origine organique qui a, en effet, quelque analogie avec celle de l'acide sulfhydrique très dilué », ou à une décomposition, hâtée par certaines conditions atmosphériques, de la matière organique et des conferves que les eaux renferment. En tout cas, elles ne contiennent pas en dissolution d'hydrogène sulfuré. Leur saveur, un peu fade, diffère peu de celle de l'eau ordinaire portée à la même température. Au toucher, elles sont légèrement onctueuses, moins cependant qu'on ne pourrait le supposer *à priori* d'après leur richesse en matière organique.

Leur pesanteur spécifique, à la sortie des puits, est très voisine de celle de l'eau distillée; à la température ordinaire, elle se rapproche un peu plus de celle de l'eau de rivière.

Si l'on s'en rapportait aux documents produits par divers observateurs qui se sont succédé, la température des eaux de Néris aurait subi des fluctuations. Elle aurait marqué, en effet, dans le grand puits, 78° centigrades en 1766 (Michel), 54° en 1786 (Philippe), 49° en 1822 (Boirot-Desserviers), 53° 5 en 1851 (de Falvard-Montluc), 52° 7 de 1851 à 1854 (de Laurès), 52° en 1852 (Lefort), 53° 9 en 1859 (Rotureau), 52° et 52° 5 en 1861, 64 et 68 (de Laurès). Les conditions dans lesquelles on opère expliquent en grande partie les différences de ces résultats, et il est permis, en tout cas, d'affirmer que, depuis 1850, la température des eaux est restée stationnaire. Elle est de 52° à 52° 5 dans le grand puits, de 51° à 51° 5 dans le puits de la Croix, de 43°, 49° et 51° dans les autres puits.

L'eau de ces puits présente de nombreuses

bulles gazeuses qui viennent crever à la surface et produisent, dans le grand puits, comme un mouvement d'ébullition. Les gaz qui forment ces bulles sont, pour le grand puits, l'azote et l'acide carbonique ; pour le puits de la Croix, ces deux mêmes gaz, plus une petite proportion d'oxygène, ce qui porte à croire que l'eau de ce puits a déjà reçu le contact de l'air à une certaine profondeur. La quantité de gaz ainsi dégagée n'est pas constante ; elle varie avec les conditions météorologiques.

L'eau de Néris, exposée à l'air, s'altère vite en raison de la matière organique dissoute. Introduite dans des bouteilles bien bouchées et maintenue à une température peu élevée, comme celle d'une cave, elle peut se conserver longtemps sans altération. J'ai ouvert de ces bouteilles après un an de séjour dans la cave, et l'eau était aussi limpide et inodore qu'au premier jour. Si donc on reconnaissait à l'eau de Néris en boisson quelque vertu thérapeutique particulière, rien ne s'opposerait à ce qu'on en pût transporter, comme tant d'autres eaux minérales.

J'ai déjà signalé le précipité floconneux de matière organique que produit un refroidissement un peu rapide de l'eau, surtout quand l'eau de pluie vient se mélanger dans les bassins à l'eau minérale. J'ai mentionné aussi les conferves, dont le développement n'est pas un des caractères les moins intéressants des eaux de Néris. Ces plantes élémentaires, classées différemment par les divers auteurs, ont été surtout bien étudiées par de Laurès et Becquerel, qui les ont décrites comme des *algues*, de l'ordre des *confervoïdes*, de la famille des *confervacées*, et je ne saurais mieux faire que de renvoyer le lecteur à l'intéressant chapitre que leur a consacré l'ancien inspecteur de Néris dans le livre que j'ai déjà eu l'occasion de citer. Je dirai simplement ici qu'elles se développent dans l'eau minérale sous la double action de l'air et de la lumière ; les conduits souterrains n'en renferment jamais en voie d'accroissement. De Laurès en décrit trois espèces : la première croît dans l'eau minérale dont la température reste comprise entre 42° et 48° centigrades (conferve des bassins chauds); la seconde se développe dans l'eau dont la température, variable, tombe de 45° à 20° (conferve des bassins de réfrigération); la troisième se montre sur les murs des locaux où l'eau minérale se vaporise rapidement. La plus belle et la plus intéressante de ces trois espèces est certainement la pre-

III

COMPOSITION CHIMIQUE

Les eaux de Néris ont été analysées à différentes époques. Je ne reproduirai ici de ces analyses que celles qui ont été faites, au nom d'une commission de la Société d'hydrologie, par M. J. Lefort et qui offrent toutes les garanties désirables de rigueur et d'exactitude.

D'après ces analyses, un litre de l'eau du grand puits contient, à la température ordinaire, un poids de résidu salin égal à $1^{gr},1445$. La composition hypothétique des sels anhydres formant ce résidu est la suivante :

		Gr.
Bicarbonate de soude		0,4169
—	de potasse	0,0129
—	de magnésie	0,0057
—	de chaux	0,1455
	A reporter	0,5810

Report	0,5810
Bicarbonate de fer	0,0042
— de manganèse.	Traces
Sulfate de soude	0,3896
Chlorure de sodium	0,1788
Iodure de sodium	Traces
Silice	0,1121
Matière organique azotée..	Traces
	1,2657

On voit, en additionnant les chiffres qui précèdent, que le résultat obtenu par le calcul se rapproche beaucoup de celui donné par l'expérience

Quant aux gaz contenus dans l'eau du grand puits, M. Lefort a trouvé, pour leurs proportions respectives, par litre d'eau :

	C.c.
Oxygène	00
Azote...............	13
Acide carbonique libre... .	0,0490

L'analyse de l'eau du puits de la Croix a donné des résultats un peu différents :

		C.c.
	Oxygène	1,1
Gaz...........	Azote......	10,2
	Acide carbonique libre.	0,0393

		Gr.
Bicarbonate de soude.....		0,4167
— de potasse ...		0,0125
— de magnésie..		0,0057
— de chaux.....		0,146J
— de fer.......		0,0033
— de manganèse.		Traces
Sulfate de soude..........		0,33|8
Chlorure de sodium.... .		0,178²
Iodure de sodium.......		Traces
Silice....................		0,1030
Matière organique azotée..		Traces

Sels anhydres..

1,2505

M. Lefort a analysé aussi les conferves. 100 parties de conferves récentes contiennent 97,75 parties d'eau et 2,25 parties de matières solides (matière organique et principes minéraux). Si l'on prend 100 parties de conferves déshydratées et qu'on les chauffe à une température supérieure à 100° dans une cornue de grès munie d'une allonge et d'un récipient, il se dégage des gaz, une matière huileuse d'odeur très fétide, contenant une assez grande quantité de carbonate d'ammoniaque et des traces de cyanure d'ammonium ; le résidu est constitué par une matière noire, charbonneuse qui, brûlée dans un creuset de platine, au contact de l'air, laisse en définitive 44,89 pour cent d'une cendre rougeâtre.

Les conferves sèches renferment, pour 100 parties :

Carbonate de soude.		3,4791
— de potasse.		0,1905
— de chaux.		24,6839
— de magnésie		0,4151
Sulfate de chaux		2,5875
Chlorure de sodium. . . . . . }		
Iodure de sodium. . . . . . }		traces
Oxyde de fer.		2,1301
— de manganèse.		0,0472
Silice		22.3829
		55,9162
Matière organique, ...		44,0838

Les conferves, en se développant, enlèvent à l'eau minérale l'iode qu'elle contient. Quand on analyse l'eau des bassins où elles ont pris naissance et grandi, on n'y trouve plus trace de ce métalloïde.

Les analyses qui précèdent ont été faites en 1857. Deux ans plus tard, M. Lefort, opérant sur une plus grande masse d'eau minérale, y a découvert la présence du fluorure de sodium. D'après M. de Gouvenain, l'eau de Néris contiendrait au moins 0 gr. 0059 de fluor par litre. En prenant 37 centigrammes de sels alcalins extraits de cette eau par évaporation et les traitant par l'acide sulfurique concentré, l'auteur a obtenu un dégagement d'acide fluorhydrique suffisant pour graver profondément plusieurs mots sur une plaque de verre. C'est à une réaction de ce genre qu'il faut rapporter la propriété qu'a l'eau minérale de Néris d'attaquer à la longue et de ternir le verre des carafes où on la recueille pour les usages journaliers.

Les nouveaux procédés d'analyse, entre autres l'analyse spectrale, permettront peut-être de découvrir dans les eaux de Néris des principes qu'on n'y a pas encore trouvés. Ils sont sans doute en très petite proportion, comme ceux que l'on connaît déjà, et l'on peut dire que ce qui caractérise d'une manière générale les eaux de Néris, c'est, à côté de leur haute thermalité, leur faible minéralisation. La classification de ces eaux et de leurs similaires, assez nombreuses en France et à l'étranger, a exercé la sagacité des hydrologues. Les uns, tenant essentiellement à prendre pour base la nature des principes dominants, ont rangé les eaux de Néris soit parmi les *bicarbonatées mixtes,* soit, ce qui paraît plus logique, parmi les *alcalines-salines* (Boirot-Desserviers). D'autres,

voulant mettre en saillie le double caractère que
je viens d'indiquer, ont proposé la dénomination d'eaux *hyperthermales et amétallites*. D'autres, plus préoccupés du second caractère, les
ont désignées par les noms d'eaux *inermes, eaux
indifférentes*. Enfin, il est une dénomination qui
exprime à peu près la même pensée, sans prêter
à aucune fausse interprétation, et qui est aujourd'hui à peu près généralement adoptée :
c'est celle d'*eaux indéterminées*. A côté des eaux
de Néris, se rangent sous cette dénomination
les eaux de Plombières, Luxeuil, Bains, Ussat,
Aix (Bouches-du-Rhône), Dax, Bagnères-de-Bi-
gorre, etc., en France ; Schlangenbad, Wildbad
en Allemagne ; Tœplitz et Gastein en Autriche ;
Pfeffers en Suisse ; Bath en Angleterre, etc.

IV

MODES D'ADMINISTRATION

Avant d'étudier l'action physiologique et les applications thérapeutiques des eaux de Néris, il importe de savoir comment on les emploie et quels sont les moyens adjuvants dont on dispose dans cette station.

Les eaux de Néris s'administrent en boisson, en bains, en douches, en vapeurs. Les conferves servent à des applications topiques. L'hydrothérapie, le massage, l'électricité constituent les principaux moyens auxiliaires de la cure hydro-minérale.

Eau minérale en boisson. — L'usage de l'eau en boisson est fort restreint. Il peut convenir dans quelques maladies gastro-intestinales, dans de rares états dyscrasiques. ou pour aider à la poussée dans des affections rhumatismales. Il existe, dans les deux galeries du grand établissement, un robinet qui donne l'eau minérale à la température de la source. Mais les malades se rendent de préférence à la buvette du puits de la Croix, derrière le petit établissement. On se rappelle que la température de l'eau de ce puits est de 51° à 51° 5. La dose varie de 1 à 4 et 6 verres par jour, pris moitié le matin à jeun, moitié vers 4 heures de l'après-midi.

J'ai dit plus haut que, en temps de sécheresse, l'eau minérale refroidie remplace parfois l'eau douce pour tous les usages domestiques. On en sert constamment sur les tables d'hôte dans des carafes spéciales, et bien des baigneurs la mélangent au vin, pure ou coupée soit d'eau douce, soit d'une autre eau minérale. J'indiquerai un peu plus loin les effets que généralement elle produit.

De l'eau en boisson on peut rapprocher l'eau en gargarisme. J'ai obtenu, dans certaines affections chroniques et même accidentelles de la gorge, de bons effets résolutifs de gargarismes pratiqués avec l'eau du puits de la Croix à la température de la source.

Bains. — Les bains constituent la partie es-

sentielle du traitement hydro-minéral de Néris.
Ils se prennent dans des baignoires ou dans des
piscines.

Le grand établissement renferme 72 baigoires,
dont 56 en marbre noir pouvant contenir cin-
quante litres d'eau. 12 baignoires en pierre,
du côté des hommes, servent à donner des bains
à un prix un peu moins élevé. 4 baignoires en
pierre, du côté des dames, sont destinées aux
bains prolongés. Ces baignoires, beaucoup plus
spacieuses que les autres, offrent contre leurs
parois des anneaux où l'on peut accrocher un
hamac. Les malades atteintes de paralysie, ou
trop faibles pour garder longtemps la position
assise, sont couchées sur le hamac et restent
ainsi étendues pendant la durée du bain, qui,
dans ces cas spéciaux, varie généralement de
une heure et demie à trois heures. Je dis généralement, parce que cette durée a été parfois
grandement dépassée. Ainsi de Laurès l'a prolongée jusqu'à deux cent soixante heures, sans
discontinuité, dans un cas de névrose grave, et
jusqu'à seize jours consécutifs dans un cas de
graves brûlures. Depuis que la méthode des
bains prolongés est usitée en Allemagne, ces
chiffres ont cessé d'être exceptionnels et de produire ainsi un véritable étonnement. Mais les

cas pour lesquels la durée des bains doit être aussi prolongée sont fort rares, et, outre qu'il serait difficile de les faire accepter des malades, les exigences du service ne permettraient pas d'y recourir. Un bain de deux heures, matin et soir, suffit le plus souvent à remplir les indications des bains prolongés.

La durée des bains ordinaires est de dix minutes à une heure ou une heure un quart. Il est prudent de commencer par des bains courts et d'en augmenter progressivement la durée ; on modère ainsi l'excitation thermale. La température des bains varie suivant l'état des malades et l'effet qu'on se propose d'en retirer Frais et tempérés dans les cas de névropathies, ils sont plus ou moins chauds dans les cas d'affections rhumatismales. La température varie d'une manière générale de 30 à 40° centigrades. Chaque baignoire est munie d'un thermomètre qui permet au baigneur de constater par lui-même le degré de chaleur soit du bain soit de la douche, et de contrôler ainsi l'exécution des prescriptions faites par le médecin.

Les bains, ai-je dit plus haut, se prennent par séries. La première série de malades se baigne de 4 heures et demie du matin à 6 heures, la seconde de 6 heures à 7 heures et demie, la troisième de 7 heures et demie à 9 heures, la quatrième de 9 heures à 10 heures et demie; une cinquième, dans le fort de la saison, de 10 heures et demie à midi. Les séries recommencent dans l'après-midi, de 2 heures à 3 heures et demie, de 3 heures et demie à 5 heures et, quand le nombre des malades l'exige, de 5 heures à 6 heures et demie. Ainsi une heure et demie est accordée pour chaque bain ; mais si l'on en défalque le temps nécessaire pour la toilette du malade et la préparation du bain qui va suivre, on voit que, pour les baigneurs les plus prompts à se déshabiller et à se rhabiller, la durée du bain ne saurait dépasser la limite maxima que j'ai indiquée, c'est-à-dire une heure et un quart.

Le grand établissement renferme quatre piscines, deux pour les dames, deux pour les hommes. De chaque côté, l'une des deux piscines est dite tempérée, l'autre intermédiaire ou chaude suivant la température de l'eau. Ces piscines sont ouvertes de 4 heures et demie à 10 heures du matin, et de 2 heures à 4 heures de l'après-midi. Les malades peuvent à leur gré choisir l'heure de leur bain et en prolonger la durée suivant les indications. L'eau des piscines est renouvelée de manière à répondre aux variations de la température et aux conditions de propreté justement exigées par les malades.

Les piscines tempérées ont 8 mètres de longeur, 6 mètres de largeur et de 1 mètre à 1 mètre 40 de profondeur. On peut s'y livrer à l'exercice de la natation. La température de l'eau y est maintenue le matin de 34° à 34°, 5, le soir à 32°.

Les piscines intermédiaires ou chaudes ont des proportions plus petites que les précédentes; elles n'ont, en effet, que 4 mètres 15 de longueur, 2 mètres 60 de largeur et 80 centimètres de profondeur. Leur température est de 36° à 37° le matin (piscines intermédiaires), de 42° l'après-midi (piscines chaudes). Cette haute température, l'espace confiné que limite un plafond bas et que remplit la vapeur de l'eau, ne permettent qu'un court séjour dans ces piscines. J'ajouterai que la nature ou la forme des affections observées à Néris en restreint considérablement l'usage.

Douches. — Au-dessus des cabinets de bain, dans un étage supérieur, sont des bâches, contenant 500 litres d'eau, dans lesquelles s'ouvrent un robinet d'eau chaude et un robinet d'eau froide, et où le mélange se fait de manière à obtenir la température prescrite pour les douches. Un long tuyau en caoutchouc part du fond de chaque bâche et vient s'ouvrir au-dessus de la baignoire correspondante. La hauteur de la colonne liquide qui mesure la pression de la douche est de 2 mètres 68 dans les deux galeries, de 4 mètres 28 dans les salles basses. Cette pression peut, en outre, être modifiée au moyen d'ajutages qui se vissent à l'extrémité du tuyau. Ces ajutages, par leur surface, le nombre, le diamètre, la direction des trous dont ils sont percés, divisent et par conséquent affaiblissent plus ou moins le jet de la douche. Mais s'il est possible de diminuer la pression des douches, la hauteur de la colonne liquide ne permet pas de la porter à un degré parfois désirable. Malgré cette lacune, à laquelle d'ailleurs il sera prochainement remédié, l'installation des douches est très bonne, et, en faisant varier leur température, leur durée, leur pression ou leur force de percussion, on peut obtenir des effets répondant à des indications différentes.

Des cabinets de douches sont annexés aux quatre piscines. Comme des cuves y remplacent les baignoires, certains malades trouvent que les douches s'y administrent plus commodément.

Des douches vaginales peuvent être données dans chaque baignoire pendant le bain. A un long tuyau, qui remplace le tuyau destiné aux douches externes, est adaptée une canule à grosse olive terminale percée latéralement de trous. La malade règle elle-même, au moyen d'un robinet, la force et la durée de la douche. Le mot douche est peut-être ici impropre ; il s'agit plutôt, en effet, d'une irrigation vaginale à haute pression. Quoi qu'il en soit, douche ou irrigation, ce moyen offre de graves inconvénients et expose même les malades à des dangers sérieux ; j'en ai vu plusieurs exemples. Je préfère de beaucoup l'irrigation pratiquée avec un siphon dont une extrémité plonge dans un seau d'eau placé à côté et au-dessus de la baignoire, ou mieux encore l'irrigateur en caoutchouc que tout le monde connaît, qui plonge dans l'eau du bain, et avec lequel la malade, en comprimant plus ou moins la poire qui fait fonction de pompe aspirante et foulante, peut graduer à volonté la force du jet, et la proportionner au degré de sensibilité qu'elle éprouve.

Parfois cette sensibilité est assez grande pour que l'irrigation la plus faible ne soit pas supportée. Dans ce cas je conseille l'usage d'un speculum à bain qui permet à l'eau minérale de pénétrer jusqu'au fond des culs-de-sac. On obtient ainsi pour ces parties un véritable bain local.

Le long tuyau dont j'ai parlé à propos des

douches vaginales sert à administrer des douches périnéales ; j'ai obtenu les meilleurs effets de ces douches dans différentes affections spasmodiques ou douloureuses des organes génito-urinaires.

Dans les salles basses qui terminent les deux galeries sont installés des cabinets de douches ascendantes. Les dames surtout en font un grand usage, obéissant la plupart à leurs propres prescriptions, plutôt qu'à celles du médecin. Ce moyen cependant n'est pas indifférent ; à côté des avantages qu'il présente, il offre parfois de sérieux inconvénients, et ce n'est qu'avec la plus grande prudence qu'il doit être prescrit et administré quand les dames sont atteintes d'une affection de la matrice, cas des plus fréquents à Néris.

Vapeurs. — Sous forme de vapeurs, les eaux de Néris sont employées, non en inhalations, mais en bains, soit d'étuve, soit d'encaissement. Ces derniers sont généraux ou partiels. La température moyenne des étuves est de 40° à 44°. De l'eau minérale surchauffée sert à administrer des douches de vapeur, et ces douches peuvent être données dans des cabinets dont la température s'élève à 40°, ce qui permet ainsi de soumettre simultanément le malade à un bain et à une douche de vapeur.

Applications topiques des conferves. — Ces applications avaient autrefois une grande vogue, et l'opinion populaire leur attribuait la plus grande partie des cures produites par le traitement thermal.

Aujourd'hui le nombre croissant des malades et, au contraire, la culture décroissante des conferves, ont rendu ces applications moins fréquentes. C'est peut-être regrettable ; bien que, d'après les expériences cliniques de de Laurès, il faille rapporter surtout à l'eau minérale les effets qu'on a attribués aux conferves, il n'en est pas moins vrai que le même auteur reconnaît aux frictions pratiquées avec ces cryptogames une action stimulante et résolutive qu'on serait heureux de pouvoir utiliser dans certains cas. -

Les applications de conferves sous formes de cataplasmes présentent certaines difficultés pratiques et sont peu usitées. Quand la région malade permet qu'on la plonge dans un vase rempli de conferves, cette sorte de bain local, d'une application plus facile, m'a paru aussi plus efficace ; j'en ai observé un exemple remar-

quable chez une jeune fille dont les ongles des
mains présentaient une altération difficile à caractériser mais fort rebelle à toutes les médications employées jusque-là. Sous l'influence de ces
bains de conferves, répétés matin et soir pendant une demi-heure, une modification des plus
promptes et des plus heureuses se manifesta
dans l'aspect et la texture des ongles.

Moyens adjuvants. — L'hydrothérapie et le
massage constituent les moyens adjuvants de
la cure thermale de Néris. Je ne ferai que mentionner l'électricité dont les occupations journa-
lières de chaque médecin restreignent forcément
l'usage, et, simplement pour mémoire, l'aqua-
puncture instituée par de Laurès, et dont l'appareil a rejoint les tuyaux, robinets et autres
objets hors de service qui remplissent le maga-
sin de l'établissement.

Il manque à Néris, pour une bonne installation hydrothérapique, la matière première,
c'est-à-dire l'eau froide. Pendant l'été, la faible quantité d'eau froide dont peut disposer
l'établissement descend à peine parfois à 26°,
température trop élevée pour donner lieu à une
franche réaction. On y supplée, autant que
possible, en faisant précéder la douche froide

d'une douche chaude qui accentue davantage
la transition ; mais ce n'est pas suffisant, et
d'ailleurs la pression, comme la température
des douches, laisse à désirer. Parmi les améliorations prochaines qu'on doit effectuer, la première et la plus urgente est donc de pourvoir
l'établissement d'eau froide en quantité et à
une température convenables pour les besoins
de l'hydrothérapie, ce complément utile, indispensable même du traitement thermal dans une
station où les maladies du système nerveux
forment une partie importante de la clientèle.
Combattue autrefois au sein même du Comité
consultatif d'hygiène, l'opportunité d'une installation hydrothérapique à Néris n'est plus aujourd'hui discutée et, dans un rapport officiel
qui a suivi une visite récente à ces thermes,
M. l'Inspecteur général des services sanitaires a
inscrit la réforme dont il s'agit en tête de celles
qu'il propose au ministre de l'agriculture et du
commerce.

En attendant, les moyens hydrothérapiques
utiles, quoique imparfaits, dont on use à
Néris, sont : la douche écossaise, qu'on prend
dans des cabinets spéciaux situés au centre de
chaque galerie ; la douche froide à lance, instal-
lée récemment dans les salles basses, du côté

des hommes ; la douche en pluie, la douche et les bains de siège à eau courante, très peu employés.

J'ai fréquemment recours au massage, non seulement dans les affections rhumatismales qui compromettent le jeu des articulations et où il favorise l'action résolutive du traitement thermal, mais dans une foule d'états morbides dans lesquels la circulation périphérique a besoin d'être activée et les fonctions des muscles réveillées. Il est local ou général. Il se pratique, suivant les cas, soit à l'établissement, sous la douche même ou dans un cabinet spécial attenant à l'étuve et dans lequel le malade peut prendre aussi une douche froide en pluie, soit à domicile. Dans le premier cas, les malades trouvent à l'établissement des cachets de massage ; dans le second, ils s'entendent directement avec le masseur ou la masseuse.

V

ACTION PHYSIOLOGIQUE

Un traitement hydro-minéral est en général extrêmement complexe. Dans la plupart des stations thermales on prescrit l'eau en boisson concurremment avec les bains. Or, une eau minérale est un médicament composé dont les effets sont difficiles à bien analyser. Son action est la résultante des actions combinées des divers éléments qui la constituent et, dans l'état actuel de nos connaissances, on ne saurait préjuger cette résultante par l'étude isolée de chacun des éléments constitutifs, car, outre l'influence réciproque qu'ils doivent exercer entre eux relativement à leurs propriétés physiologiques ou thérapeutiques, l'analyse chimique ne nous a pas encore révélé à quel état de combinaison ou d'association moléculaire ils se trouvent les uns par rapport aux autres.

Dans les applications extérieures des eaux minérales, le problème est loin de se simplifier. D'abord, en ne considérant que le bain, on peut, en dehors de la minéralisation propre à l'eau, obtenir des effets différents suivant la température et la durée du bain, suivant qu'il est pris dans une baignoire ou dans une piscine, à eau dormante ou eau courante, dans un espace confiné et rempli par les vapeurs qui s'en dégagent, ou à l'air libre, etc. Ensuite il faut tenir compte des moyens adjuvants très divers qu'on emploie, tels que les douches chaudes, tempérées, froides ou écossaises, générales ou locales, les bains d'étuve sèche ou humide, le massage, les inhalations, la pulvérisation, etc., etc. Enfin, si l'on joint à tout cela les conditions hygiéniques toutes particulières dans lesquelles sont placés les malades, le régime diététique spécial auquel parfois on les soumet, on comprend, au milieu de tous ces agents dont les effets sur l'organisme se combinent, se modifient, se surajoutent ou se contrarient, combien il est difficile de faire la part de chacun d'eux. Cependant si la synthèse qui constate l'influence générale du traitement thermal dans tel cas donné est, à la vérité, ce qui intéresse le plus les malades, on ne saurait se contenter des notions purement empiriques qu'elle donne, et la science, de qui dépendent en définitive les progrès de la pratique, a le droit et le devoir de demander à l'analyse le secret des médications multiples auxquelles peut répondre un emploi judicieux des eaux minérales.

L'eau de Néris, ai-je dit plus haut, est peu employée en boisson ; elle ne l'est jamais d'une manière exclusive, de sorte qu'on a rarement l'occasion d'en observer les effets physiologiques. Cependant il est des personnes qui font un usage plus ou moins prolongé de l'eau minérale refroidie à leurs repas. Elle est loin de convenir à tout le monde ; sa faible minéralisation et surtout la petite quantité de bases calciques et magnésiques qu'elle renferme la rendent, *à priori*, peu diurétique et peu digestive. On observe généralement en effet, au bout de quelques jours, une diminution de la sécrétion urinaire, une tendance à la constipation, alternant parfois avec un peu de diarrhée et s'accompagnant presque toujours de douleurs abdominales sourdes et d'une diminution de l'appétit. On est bientôt forcé de renoncer à son usage et de la remplacer par des

eaux de table plus digestives et plus apériti-
ves.

L'eau prise en boisson dans un but thérapeutique a causé parfois des accidents graves chez
des malades qui avaient cru pouvoir en prendre
impunément de fortes doses. De Laurès a
signalé plus particulièrement la diarrhée et
la dysenterie comme conséquences de cet
abus.

Je ne saurais m'arrêter, dans ce travail d'a-
nalyse, à l'action physiologique de chacun des
divers modes d'administration des eaux de
Néris que j'ai passés en revue ; plusieurs de ces
moyens, d'ailleurs, tels que les douches chaudes ou froides, les bains et douches de vapeur,
n'empruntent rien de spécial à la nature de ces
eaux. Ce qui constitue la base essentielle de la
cure thermale de Néris, ce qui la caractérise et
la spécifie, c'est, comme je l'ai déjà dit, le bain.
Souvent il constitue à lui seul toute la médication et dès lors il est facile d'en suivre l'action
physiologique, au même titre que l'action thérapeutique. C'est ce que j'ai eu fréquemment l'occasion de faire, et ce qui m'a fourni les éléments des développements qui vont suivre.

Pour bien fixer les idées, je dirai que, dans

les observations dont il s'agit, la température de l'eau du bain a varié de 33° à 35° centigrades, c'est-à-dire dans les limites du point d'équilibre dit *isotherme*, limites dans lesquelles l'influence du bain sur l'absorption et l'inhalation cutanées est réduite au minimum ; que le bain a toujours été pris en baignoire, dans une cabine spacieuse et dont l'aération était assez facile pour qu'il soit permis de ne pas attacher une grande importance au rôle joué par l'inhalation pulmonaire ; enfin que la durée du bain, au commencement du traitement et généralement avant la manifestation des phénomènes que j'aurai à décrire, a varié de 10 à 40 minutes.

Ceci bien établi, je céderai pour un instant la plume à de Laurès. Voici comment ce regretté confrère décrit les premiers effets physiologiques produits par les bains.

« Les bains tempérés, dit-il, déterminent rapidement un sentiment de fatigue générale coïncidant avec un abaissement assez sensible de la circulation. Pendant les premiers moments de l'immersion dans l'eau, il se manifeste de la gêne dans la respiration, de l'accélération momentanée dans les mouvements du cœur ; ces phénomènes ne tiennent pas seulement à la pression du liquide, car le pouls finit par se ralentir un peu, et conserve plus ou moins long-temps, selon les individus, ce rythme amoin-dri. Une soif plus ou moins vive se développe ordinairement aprés les bains, ainsi qu'une tendance au sommeil contre laquelle beaucoup de malades ont de la peine à lutter. Par suite de l'impression produite sur la peau et du chan-gement de milieu, la sécrétion urinaire s'active aussi, et une urine claire et assez abondante est rendue immédiatement.

» Il est des cas où le traitement n'amène dans l'économie presque aucune modification ; mais, par suite de la continuation, ces accidents peu-vent prendre le caractère d'une véritable crise minérale. L'époque à laquelle elle apparaît n'a rien de fixe. J'ai vu quelquefois, sans que rien dans la constitution du malade, ni dans son affection, pût expliquer ce singulier phénomène, j'ai vu le premier bain commencer la crise, qui se révélait par des signes très accentués aug-mentant d'intensité pendant deux ou trois jours. Tout en regardant ces cas particuliers des pre-miers jours comme des exceptions, je dois dire cependant qu'elles ne sont pas rares, pas plus que le ravivement douloureux auquel l'*impres-sion du premier bain* semble donner lieu.

» L'époque de la cure à laquelle la crise thermale apparaît varie à l'infini. C'est en général du sixième au douzième jour qu'on l'observe le plus souvent avec les symptômes suivants : sensation de fièvre, frissons légers, sans modification notable de la circulation, si ce n'est un peu d'abaissement du pouls, tête lourde avec un peu de céphalalgie intermittente, prostration considérable des forces, fatigue générale, envie de dormir pendant la journée, insomnie et agitation la nuit, langue blanche et saburrale, soif ardente ; l'appétit se trouble et finit par se perdre complètement ; le malade n'a plus de désir que pour les boissons fraîches à l'aide desquelles il parvient difficilement à se désaltérer. L'urine est rare et odorante, fortement colorée, sans aucun sédiment, mais avec un peu d'acide urique pulvérulent au fond du vase. Le ventre finit par se tendre et se ballonner ; coliques sèches, quelquefois avec constipation opiniâtre, d'autres fois avec une diarrhée plus ou moins abondante, qu'une ou deux purgations légères jugent assez facilement.

» On voit aussi se développer, en même temps que la crise thermale, des éruptions qui varient sous le rapport de leur forme et de leur durée. Elles se développent soit au début, soit à une époque plus ou moins avancée de la cure.

Les grandes chaleurs aident à les provoquer. Elles sont constituées par des rougeurs qui s'effacent temporairement pour se reproduire avec de nouveaux bains, par des plaques, des papules, des élevures sèches ou sécrétantes occupant différents points de la peau, mais le plus ordinairement les membres et le cou. Elles sont le siège d'une chaleur assez vive, d'une démangeaison qui atteint quelquefois des proportions exagérées, s'accompagnent d'un malaise assez prononcé avec fièvre, agitation, etc., et commandent forcément la suspension du traitement. Il n'est pas rare de les voir même dégénérer en éruption furonculeuse.

» La poussée, ajoute de Laurès, agit surtout dans un sens révulsif. Elle est due particulièrement à certaines conditions de durée, de thermalité qui ont sur son développement une grande influence. Ces mouvements critiques ont, suivant moi, une grande valeur dans les résultats de la cure thermale. On les observe si fréquemment à Néris, qu'on peut dire que 15 malades sur 20 les éprouvent à des degrés différents... »

Le nom de de Laurès faisant autorité en la matière, je n'ai pas hésité à reproduire, malgré leur étendue, les passages qui précèdent. Si, dans les conditions expérimentales où je me suis placé, relativement à la température et à la durée des bains, j'ai observé moins souvent que lui la poussée thermale, si également la crise ou fièvre thermale a été moins constante et moins intense qu'il ne l'a notée, ce ne sont là que des différences de degrés, et il est parfaitement exact de dire que, dans la très grande majorité des cas, l'usage des bains de Néris, avant de produire l'effet sédatif qui termine et caractérise la cure thermale, provoque, du cinquième ou du sixième au dixième ou douzième jour, une excitation générale dont les caractères sont ceux décrits par l'ancien médecin inspecteur des eaux de cette station.

Mais ce qui me paraît offrir plus d'intérêt, c'est, à côté de cette excitation générale d'ordre purement physiologique, et à laquelle sans aucun doute elle doit être rattachée, une excitation spéciale, propre à chaque malade et consistant dans une exacerbation des principaux phénomènes morbides qu'il présente. Il importe, avant tout, de bien établir le fait et d'en montrer l'extrême fréquence, sinon la constance à peu près absolue.

Le rhumatisme est une des affections qui

contribuent le plus à grossir la clientèle des eaux minérales. Suivant la forme qu'il revêt, les tissus qu'il atteint, les complications qu'il présente, il subit plus ou moins l'excitation thermale, mais on peut dire que cette excitation ne fait jamais défaut, et les malades, qui s'instruisent les uns les autres quand ils n'ont pas une expérience personnelle, le savent si bien que, lorsqu'elle se manifeste tardivement, ils commencent à s'inquiéter du résultat de la cure.

Prenons l'une des formes les plus fréquentes et les moins graves du rhumatisme, le rhumatisme musculaire chronique, erratique, alternant ou non avec des névralgies périphériques ou viscérales. Presque toujours, dès le cinquième ou le sixième bain, sans qu'on puisse invoquer la thermalité, puisque dans mes observations la température de 35° a été rarement dépassée, presque toujours, dis-je, non seulement les douleurs actuelles sont exaspérées, mais des douleurs anciennes, que le malade n'avait pas ressenties depuis des années, et qu'il croyait à jamais disparues, se réveillent comme pour témoigner que, sous l'influence de la diathèse, elles étaient simplement assoupies. Je pourrais citer par centaines des cas de ce genre, ils se ressemblent tous ; le fait est en quelque sorte banal.

Chez les malades atteints, à une époque plus ou moins rapprochée, de rhumatisme articulaire aigu, l'excitation thermale, quelque tempérés et courts que soient les bains, peut aller jusqu'à provoquer une nouvelle attaque de la maladie avec tous ses symptômes et toutes ses complications. J'en ai observé plusieurs exemples.

En général, quand on a assisté à des accidents de ce genre, on n'est pas tenté de recommencer l'expérience, et l'on signe volontiers le congé à ses malades. Cependant il en est que l'espoir de guérir rend plus courageux et qui, une fois l'accès aigu passé, ou même simplement apaisé, n'hésitent pas à reprendre le traitement. D'après trois faits que j'ai observés, ils n'auraient pas tout à fait tort : il semblerait, en effet, qu'après ce douloureux tribut payé à l'excitation thermale, on n'a plus à attendre des eaux que l'effet sédatif.

Dans un de ces trois faits, il s'agit d'un jeune homme qui a eu une attaque de rhumatisme articulaire aigu des plus graves, avec complication de péricardite et de méningite. Il lui est resté des douleurs erratiques, portant alternativement ou simultanément sur les articulations, les muscles, les troncs ou les filets nerveux. Au moment où il m'est adressé, il souffre principalement d'une névralgie intercostale qui, par instants, gêne considérablement la respiration. En l'envoyant à Néris, son médecin s'est proposé, non seulement de calmer les douleurs actuelles, mais encore et surtout de prévenir une nouvelle explosion des accidents aigus qu'il redoute pour la saison froide et humide. Les premiers bains, très courts et à 34°, exaspèrent la névralgie intercostale que je suis obligé de calmer par des injections de chlorhydrate de morphine. Bientôt la fièvre s'allume, plusieurs articulations se prennent et j'assiste, non sans quelque appréhension, à une poussée aiguë de rhumatisme. Cette fois il ne survient aucune complication du côté des méninges, ni du côté du cœur, et après une dizaine de jours la détente se produit. Sur l'avis du médecin du malade, qui ne renonce pas au but prophylactique qu'il s'était proposé en l'envoyant aux eaux, le traitement est repris avec de grands ménagements et parfaitement supporté. Les effets consécutifs ont été des plus heureux.

Parfois l'exacerbation des douleurs articulaires est modérée ; l'excitation porte sur un

phénomène concomitant. J'ai donné des soins à
une dame qui avait eu des complications cardiaques. Sous l'influence des premiers bains,
elle a présenté, du côté du cœur, des accidents
qui m'ont inspiré la plus vive inquiétude et qui
ont fini par se calmer.

Une autre dame, essentiellement arthritique,
et qui aurait pu servir, soit de trait d'union, soit
de champ de bataille, entre ceux qui admettent
et ceux qui rejettent une parenté étroite entre le
rhumatisme et la goutte, a vu, sous l'action des
bains, se réveiller des accès d'asthme qui cau-
saient une véritable angoisse non seulement à
la malade, mais encore aux assistants.

Dans le rhumatisme articulaire chronique,
principalement dans le rhumatisme noueux, les
trois ou quatre premiers bains produisent un
calme, un bien-être suivi bientôt d'une exacerbation des douleurs et d'une exagération de la
fluxion articulaire. On note parfois un véritable
mouvement fébrile ; c'est, en petit, un retour à
l'état subaigu. Chez les femmes délicates et im-
pressionnables, il est sage, à ce moment, de
suspendre pendant deux ou trois jours le traitement.

J'ai eu à soigner, et avec des résultats parfois
très satisfaisants, bon nombre de coxalgies d'o-

rigine rhumatismale ou hystérique. L'excitation n'a jamais manqué et, dans certains cas, elle a été telle que j'ai dû, pour la calmer, non seulement suspendre le traitement, mais employer des moyens énergiques, tels que des injections sous-cutanées de morphine, l'électricité, les vésicatoires, la cautérisation transcurrente. Une fois les douleurs apaisées, le traitement pouvait être repris et continué sans entrave.

Il vient à Néris relativement peu de goutteux ; cependant il s'en trouve parmi les névropathes qui fréquentent la station, ou parmi les personnes qui accompagnent d'autres malades et profitent de l'occasion pour tenter une cure thermale. Il en est de la goutte comme du rhumatisme ; les manifestations articulaires se réveillent et il n'est pas rare, au début du traitement, de voir survenir un accès aigu.

Les névralgies me serviront de transition entre les affections rhumatismales et les maladies du système nerveux. Souvent elles relèvent des premières et alternent avec d'autres manifestations du rhumatisme. Ailleurs elles sont l'expression symptomatique d'un autre état général ou constitutionnel : chlorose, anémie, hystérie, nervosisme, etc. D'autres fois elles se rattachent, comme phénomène symptomatique ou sympathique, à la maladie d'un organe ou d'un appareil. Enfin il en est qui traduisent une lésion du nerf, une véritable névrite, comme dans le zona et à la suite de différents traumatismes : chute, contusion, compression, blessure, etc. A ces névralgies périphériques il faut joindre les viscéralgies, gastralgie, entéralgie, ovarie, etc., qui reconnaissent également des causes diverses, soit générales, soit locales. Je pourrais citer de nombreux exemples de toutes ces névralgies, mais au point de vue spécial qui m'occupe je ne pourrais que me répéter, car toujours et dans tous les cas, que la névralgie soit primitive ou symptomatique, qu'elle soit essentielle ou liée à une altération anatomique du nerf, toujours, dis-je, j'ai noté, à un degré plus ou moins marqué, sous la seule influence des bains tempérés, soit une exacerbation des douleurs présentes, soit le réveil des douleurs anciennes. Je ferai remarquer en passant que cette excitation thermale, qui précède la phase de sédation, est indépendante du siège de la névralgie et de l'immersion dans l'eau du point affecté, car elle est aussi constante dans les névralgies de la face que dans celles du tronc et des membres.

Des névralgies doivent être rapprochés ces états complexes, mal définis, protéiformes, dont elles constituent souvent l'un des symptômes les plus pénibles, et qu'on désigne sous le nom générique et vague de névropathies. Il y a là un vaste terrain à défricher. De ces névropathies, les unes, comme l'irritation spinale, la névropathie cérébro-cardiaque, de Krishaber, etc., semblent tenir sous leur dépendance l'organisme tout entier; les autres sont plus ou moins circonscrites et semblent parfois se localiser en un seul point; ces dernières ne sont pas toujours les moins pénibles. Quelque symptôme que l'on envisage dans ces états névropathiques, il subit la loi que j'ai notée plus haut pour le phénomène douleur. Constamment il est accru sous l'influence des bains tempérés avant de céder à leur action sédative secondaire. J'ai déjà rapporté dans la *Clinique thermo-minérale de Néris* plusieurs faits qui démontrent le bien fondé de cette assertion. En raison de la diversité de ces états névropathiques, on me permettra d'en mentionner quelques autres.

Je relève, dans mes notes, quatre cas d'irritation spinale, nettement caractérisés par la rachialgie, les irradiations douloureuses, des troubles fonctionnels multiples, etc., et présentant chacun d'eux un symptôme ou un syndrome prédominant. Dans l'un de ces cas, c'était une acuité extrême des douleurs et une hyperesthésie excessive de la peau qui empêchaient parfois la malade de se tenir debout ou assise : la position horizontale, en portant au maximum l'étendue des points d'appui du corps, diminuait d'autant la sensibilité au niveau de chacun de ces points. Dans le second cas, il existait aussi une hyperesthésie de tout le corps, mais ce qui prédominait c'était une parésie des membres inférieurs. Chez la troisième malade il y avait surtout des troubles de la circulation, revêtant la forme d'accès fébriles irréguliers et s'accompagnant de douleurs lombo-abdominales qui se jugeaient par un flux diarrhéique. Enfin la quatrième malade présentait, comme symptômes plus spéciaux, outre des douleurs articulaires qui se rattachaient peut-être à des antécédents héréditaires goutteux, des accès de migraine très violents avec une prostration extrême, état lipothymique et ballonnement considérable du ventre. Dans les quatre cas, les symptômes communs de l'irritation spinale ont subi les effets de l'excitation habituelle, mais ces effets ont porté à un plus haut degré sur les phénomènes prédominants spéciaux à chacun d'eux.

Les vertiges, les palpitations, l'insomnie, divers troubles sensoriels et moteurs constituent les symptômes ordinaires de la névropathie cérébro-cardiaque décrite par Krishaber. Dans un cas que j'ai observé, et qui offrait un type à peu près complet de cette affection, le malade présentait, comme phénomène secondaire et spécial, une contracture des muscles du cou qui, concurremment avec l'état vertigineux, revenait sous forme d'accès durant environ 15 heures. Le malade a fait deux saisons à Néris ; chaque fois les premiers bains ont ramené les accès, avec vertiges et contracture musculaire.

Il est curieux de remarquer que non seulement, comme les faits précédents le démontrent, le symptôme prédominant est celui qui est le plus influencé par l'excitation thermale, mais encore que cette excitation, en réveillant ou en exaspérant un symptôme, conserve à celui-ci le type, le caractère qu'il avait auparavant. J'ai donné des soins, presque en même temps, à trois malades qui éprouvaient, dans les parois thoraciques, des douleurs ayant une certaine analogie par leur siège, leur intensité, leur

forme névralgique, mais différant entre elles
par les conditions particulières dans lesquelles
elles se montraient. Le premier de ces malades,
ancien gastralgique, soumis depuis quelque
temps au régime lacté, ne sentait la douleur en
question se réveiller que lorsqu'il essayait d'ingérer des aliments solides. Chez le second, la
douleur, un peu plus étendue, et gagnant de la
paroi thoracique la région cervicale droite, de-
mandait pour se manifester une double condition : l'ingestion d'un repas et une promenade
faite immédiatement après, ou tout au moins
au début de la digestion. Un exercice, quel qu'il
fût, à jeun ou après le travail de la digestion,
ne réveillait pas la douleur ; de même celle-ci
n'apparaissait pas après un repas ; il fallait, je
le répète, les deux conditions réunies, c'est-à-
dire une promenade coïncidant avec le travail
de la digestion. Le troisième malade souffrait
constamment, à jeun comme après le repas, au
repos comme en se livrant à un exercice quelconque. Chez tous les trois l'excitation produite
par la première période du traitement eut pour
effet d'exaspérer la douleur, mais le degré
d'intensité fut seul modifié : la douleur resta
continue chez le troisième malade, demeura
soumise, chez le second, à la double condition

dont sa manifestation dépendait, et, chez le premier, ne fit que traduire une susceptibilité plus grande de l'estomac sous l'influence de l'ingestion d'aliments solides.

Le vertige, que je viens de mentionner à propos de la névropathie cérébro-cardiaque, est commun à bien d'autres états névropathiques. J'ai observé à Néris trois cas de vertige de Ménière dont l'un a guéri plus tard sous l'action du sulfate de quinine à haute dose ; dans les trois cas, les accès vertigineux ont gagné en fréquence et en intensité pendant la première période du traitement hydro-minéral. J'en dirai autant du vertige stomacal, du vertige purement nerveux, du vertige épileptique, du vertige hystérique, de celui qui accompagne et quelquefois caractérise cette névropathie émotive qui a reçu le nom d'agoraphobie, et dont j'ai observé quelques exemples, etc., etc. L'une des malades atteintes de cette névropathie joignait à la peur des espaces un certain degré d'hydrophobie ; le miroitement de l'eau lui donnait le vertige avec un malaise inexprimable, et elle ne se décidait à prendre un bain que dans une baignoire couverte d'un drap qui lui cachait la vue de l'eau. Ce sentiment invincible de frayeur a été porté au plus haut degré par les premiers bains et ne s'est atténué que vers la fin du traitement. A ce moment, sous l'action sédative secondaire des eaux, la malade pouvait se baigner, sans impression pénible, dans l'une des grandes baignoires en pierre qui sont réservées aux bains prolongés, et qui constituent de véritables petites piscines.

L'insomnie est parfois le phénomène dominant d'un état névropathique. Chaque année, je reçois des malades qui ont perdu le sommeil et qui, malgré une bonne hygiène, malgré l'emploi des narcotiques ou à cause de l'abus qu'ils en ont fait, ne peuvent trouver le repos si nécessaire de la nuit. Pendant la première période du traitement hydro-minéral, l'agitation nocturne ne fait que s'accroître, et ce n'est que plus tard que le calme si attendu se manifeste.

Dans plusieurs cas que j'ai observés, l'insomnie coïncidait avec des états morbides d'ordre psychique, hypochondrie, lypémanie, paralysie générale au début, manie ; dans tous ces cas, les phénomènes de dépression ou d'excitation ont reçu comme un coup de fouet sous l'influence des premiers bains. Deux fois même j'ai dû suspendre le traitement et renvoyer les malades, dont l'excitation pouvait devenir dangereuse, soit pour eux-mêmes, soit pour leur entourage. Je dois ajouter que, si j'avais pu disposer d'une installation appropriée, j'aurais attendu, avec un espoir légitime de leur être utile, la phase de sédation.

Les différents états névropathiques que je viens de parcourir, et dont il est inutile de multiplier les exemples, me conduisent à la névrose par excellence, qui peut à peu près les reproduire tous, qui parfois semble en quelque sorte les résumer et les condenser chez une même malade : j'ai nommé l'hystérie. Le nombre des hystériques qu'on observe tous les ans à Néris est considérable, et il n'est pas de forme qu'on n'y rencontre, pas de symptôme contre lequel on n'ait à lutter, tout au moins pendant la période d'excitation qui, ici surtout, ne saurait faire défaut. Tous les phénomènes, sans exception, tous les troubles fonctionnels de la sensibilité, générale ou spéciale, de la motilité, de la nutrition et même de l'intelligence, subissent les effets de cette excitation, et on les voit reparaître momentanément, alors que souvent ils avaient depuis longtemps disparu.

Il va sans dire que, chez une même malade, tous les symptômes ne participent pas au même degré à l'excitation générale. Chaque malade se distingue par la prédominance d'un ou de plusieurs symptômes ; en consultant mes notes, je trouve, comme symptômes prédominants chez diverses malades auxquelles j'ai donné des soins, ici les phénomènes douloureux (névralgies, hyperesthésies); là, les accès convulsifs, remplacés ailleurs par un état syncopal, un état cataleptique ; plus loin les phénomènes spasmodiques (laryngisme, œsophagisme, vaginisme, mouvements choréiques, etc.), ou les phénomènes paralytiques (hémiplégie, paraplégie, anesthésies) avec ou sans contracture ; d'autres fois les troubles fonctionnels, soit menstruels (dysménorrhée), soit circulatoires (accidents cardiaques, congestions, hémorragies), soit sécrétoires (ptyalisme, dysurie, anurie, anidrose, etc.), ou bien les symptômes affectifs et intellectuels (écarts de caractère, délire, hallucinations, etc.). Souvent l'un de ces symptômes domine tellement la scène, que les autres disparaissent pour ainsi dire, et que, en présence d'un tel état qui représente une forme fruste de l'hystérie, on hésite à formuler le diagnostic. Dans tous ces cas, c'est le symptôme ou l'ensemble symptomatique dominant qui est le plus influencé par l'excitation thermale, quelle que soit d'ailleurs la fonction dont il exprime le trouble, la perturbation.

Après tous les détails qui précèdent, il me suffira de dire que les bains d'eau minérale, toujours dans les conditions d'observations susmentionnées, ont pour effet, au début du traitement, de ramener ou de rendre plus fréquents le vertige et les accès épileptiques, d'exagérer les mouvements incoordonnés de la chorée, les oscillations rythmiques de la paralysie agitante, le tremblement spécial de la sclérose multiloculaire, les douleurs fulgurantes de l'ataxie locomotrice, la faiblesse et la rigidité musculaires de la paraplégie spasmodique, enfin, d'une manière générale, les troubles sensitifs et moteurs des affections médullaires. Parmi ces affections, j'en ai observé quelques-unes d'origine traumatique (chute, coups, accidents de chemin de fer) ; les premiers effets du traitement restent les mêmes.

L'élément nerveux ou névropathique joue un rôle important dans les maladies des femmes. Plusieurs ne sont, à vrai dire, que des névroses localisées aux organes génito-urinaires ; tels sont le prurit, la névralgie, l'hyperesthésie de la vulve, le vaginisme, la coccyodynie, l'hystéralgie, l'ovarie, etc. D'autres s'accompagnent de phénomènes symptomatiques ou sympathiques, qui rentrent aussi dans le cadre des névropathies, par exemple les névralgies, soit périphériques (névralgie lombo-abdominale, crurale, sciatique, intercostale, etc.), soit viscérales (gastralgie, entéralgie), certains accidents hystériformes, la toux spasmodique, les phénomènes de parésie, etc. Il est évident que tout ce qui a été dit précédemment s'applique à ces différents cas.

Un second élément caractérise les affections utérines : c'est l'élément congestif, hypérémique ou inflammatoire. J'ai déjà eu, dans des travaux antérieurs, l'occasion de dire que les cas où cet élément prédomine réclament de grandes précautions dans l'administration des eaux minérales, même prescrites en simples bains, et j'ai rapporté des exemples dans lesquels, avec moins de précautions, des accidents sérieux auraient pu se produire. C'est que l'excitation thermale porte non moins vivement sur l'élément congestif que sur l'élément nerveux, et tendrait, si l'on n'y prenait garde, à ramener à l'état aigu une phlegmasie en voie de passer à l'état chronique, à favoriser son extension, ses complications (pelvi-péritonite), d'autres fois à provoquer une congestion active pouvant aller jusqu'à des métrorrhagies.

On comprend, par cette double considération, que les premiers bains réveillent ou exaspèrent, chez les femmes atteintes de maladies de l'appareil génital, les symptômes propres à ces maladies, douleurs dans le ventre et dans les reins, chaleur, pesanteur dans les parties sexuelles, pertes blanches, difficultés de la marche, troubles nerveux, digestifs et circulatoires, etc., etc. Souvent le retour de l'époque menstruelle est hâté, et la quantité de sang perdue plus considérable. De Laurès, au livre duquel j'ai déjà fait plusieurs emprunts, n'a pas manqué de signaler, en y insistant avec raison, cette influence des eaux de Néris sur l'activité fonctionnelle de l'utérus, et par suite sur les différentes maladies dont cet organe peut être atteint.

Je rapprocherai volontiers de ces maladies certains états morbides affectant les organes génito-urinaires de l'homme. J'observe tous les ans à Néris des malades atteints de congestion ou d'hypertrophie de la prostate, de cystite du col ou d'autres maladies des voies urinaires, chez lesquels un symptôme, parfois extrêmement pénible, domine la scène, et me les fait adresser par leur médecin : il s'agit du spasme du col vésical ou de l'urèthre. Les trois ou quatre premiers bains produisent en général un bien-être qui semble doux aux malades, si cruellement tourmentés ; mais le spasme ne tarde pas à reprendre une fréquence et une intensité des plus douloureuses, et cette phase de recrudescence peut durer une et même deux semaines.

Je ne dirai qu'un mot des dermatoses observées à Néris. L'une des plus fréquentes est l'urticaire, qui témoigne de l'impressionnabilité et de l'état dyspeptique de nombre de malades. Après elle, vient l'eczéma, qui constitue le fond commun de tant d'arthritiques et d'herpétiques. J'ai noté quelques cas d'échthyma, l'un, entre autres, dans lequel l'excitation produite par les premiers bains a été telle que le malade, dont le séjour à Néris était très limité, n'a pas eu le courage de poursuivre la cure. Sans atteindre ce degré, il est de règle que l'excitation thermale donne aux dermatoses comme un coup de fouet qui les ramène pendant quelques jours à l'état subaigu.

Dans tous les faits que je viens de passer en

revue, et qui comprennent des exemples des différentes maladies que j'ai annuellement l'occasion d'observer, j'ai constaté, à un degré plus ou moins marqué, une excitation spéciale portant sur le symptôme ou l'ensemble de symptômes dont la prédominance imprime à chaque cas son caractère particulier. Je n'ai rencontré à cette règle qu'une exception, et encore la malade qui l'a présentée est-elle rentrée dans la règle à la saison suivante. Il s'agit d'une dame qui offrait quelques symptômes de congestion spinale. Depuis le premier bain jusqu'au dernier, et consécutivement au traitement, elle n'a pas éprouvé la moindre excitation, pas la plus petite exacerbation dans les crampes, les douleurs, les fourmillements, la fatigue, les sensations diverses dont elle se plaignait; tous ces symptômes sont allés progressivement en s'améliorant. Mais, à une seconde saison, les phénomènes habituels d'excitation se sont produits au grand contentement de la malade qui y voyait un gage plus certain d'efficacité.

J'ai dit et je répète que c'est en général du cinquième ou sixième au dixième ou douzième bain, que cette excitation se manifeste. Il est des cas cependant où elle est plus tardive, et où elle se montre même à la fin de la cure. En pareil cas, le malade part beaucoup plus souffrant que lorsqu'il est arrivé, et manque rarement de maudire les eaux. Mais la sédation, pour être tardive comme l'excitation, ne fait pas défaut, et l'année suivante on revoit le même malade parfaitement réconcilié avec ce qu'il avait maudit.

Ces cas d'excitation tardive m'amènent à parler d'un autre ordre de faits qui ont, au point de vue clinique, un grand intérêt. Il n'est pas rare, après une saison où tout s'est passé régulièrement, c'est-à-dire où l'excitation des premiers jours a fait place à la sédation qui caractérise l'action des eaux de Néris, il n'est pas rare, dis-je, que les malades, dans la première, la seconde ou la troisième semaine qui suit leur rentrée chez eux et la reprise de leurs occupations habituelles, éprouvent un retour offensif de toutes leurs souffrances, une sorte de crise, parfois très aiguë, qui leur fait craindre d'avoir perdu tout le bénéfice de l'amélioration dont ils se félicitaient déjà. Or, fort heureusement ces craintes ne sont pas justifiées. Le plus souvent, sans autre intervention thérapeutique que le repos et les calmants, la crise. j'emploie volontiers ce mot, qui me paraît ici devoir être pris dans son véritable sens, la crise s'atténue et disparaît d'elle-même, laissant le malade dans un état d'amélioration qui ne fait que s'accroître et s'affermir.

Je pourrais citer de nombreux exemples de cette excitation consécutive au traitement, qu'on peut appeler excitation ou crise *post-thermale*. J'en ai déjà mentionné quelques-uns dans la *Clinique thermo-minérale de Néris*. L'un des premiers que j'ai observés est relatif à un névropathe qui, entre autres troubles nerveux, souffrait d'une douleur épicrânienne toute spéciale, résistant à tous les moyens et ne cédant, pour deux ou trois jours, qu'après une pollution ou un rapprochement sexuel. Le malade, ayant le sens génital très excité, s'était condamné à une continence presque absolue : de là très probablement l'origine de ses souffrances. Une saison à Néris, dont les bains tempérés firent tous les frais, lui procura un calme qu'il ne connaissait pas depuis dix ans. Mais, quelque temps après son retour chez lui, il m'écrivit une lettre désespérée dans laquelle il me disait que tous ses maux avaient reparu avec une notable aggravation. Je crus alors comme lui, n'ayant pas encore l'expérience suffisante, que le traitement thermal lui avait été plus défavorable qu'utile ;

mais ce n'était qu'une crise, comme j'en ai observé depuis dans d'autres cas.

Quelquefois cette crise débute à la fin du traitement, mais est moins prompte à se juger. Tel a été le cas d'un ataxique chez lequel le réveil et l'exacerbation des douleurs fulgurantes ont dû faire abrégér la durée de la cure. Rentré chez lui, il a souffert cruellement pendant deux mois, et l'impuissance de la locomotion est devenue absolue. Puis, sans intervention d'aucune médication nouvelle, les douleurs se sont calmées, les forces sont revenues, l'état général s'est amélioré et, avec le simple appui d'une canne, le malade a pu sortir, se promener, surveiller par lui-même l'exploitation d'une propriété. Une seconde cure a été suivie, mais à un moindre degré, d'effets à peu près semblables.

Les cas de ce genre sont assez fréquents pour que je ne manque pas de prévenir les malades de la possibilité de cette crise *post-thermale*. Parmi les maladies qui y sont le plus sujettes, les affections utérines occupent peut-être le premier rang. Des malades qui ont pris seulement des bains, avec introduction d'un spéculum spécial permettant l'accès de l'eau du bain jusqu'au col et dans les culs-de-sac vaginaux, sont reprises, une fois de retour chez elles, des douleurs et des autres accidents pour lesquels elles étaient venues aux eaux. Il semble que le traitement thermal, tout en produisant une sédation dans la plupart des symptômes, a laissé après lui une susceptibilité de l'appareil génital en vertu de laquelle, sous l'influence des fatigues du voyage, parfois de quelques imprudences que les malades, se sentant mieux, ne laissent pas de commettre, les phénomènes morbides reparaissent avec une nouvelle intensité. Mais ce réveil des souffrances n'est que momentané, il constitue le plus souvent une véritable crise qui se juge par le simple repos, et les malades recouvrent d'une manière définitive tous les bénéfices du traitement.

Les développements et les observations qui précèdent permettent d'établir nettement l'action primitive, sur l'organisme sain ou malade, des bains tempérés de Néris. Ils démontrent qu'il se produit, pendant la première période du traitement, deux ordres de phénomènes solidaires, sans aucun doute, l'un de l'autre :

1º Une excitation générale, d'ordre physiologique, plus ou moins marquée suivant la susceptibilité des individus, la température et la durée du bain ;

2° Une excitation spéciale, en rapport avec la maladie dont les individus sont atteints, et portant principalement sur les symptômes qui dominent la scène morbide. Cette excitation a lieu d'ordinaire du cinquième au douzième bain ; parfois, elle est tardive et ne se manifeste qu'à la fin du traitement ; assez souvent elle se reproduit, sous forme de crise *post-thermale,* dans les premières semaines qui suivent la cure.

Une fois le fait bien établi, il est intéressant d'en rechercher, dans la mesure que nos connaissances actuelles le permettent, l'interprétation physiologique. On a attribué tour à tour cette action excitante primitive des bains d'eau minérale naturelle aux propriétés physiques, en particulier à la thermalité de l'eau ; — à l'absorption et à l'action consécutive sur l'organisme des principes qu'elle renferme en dissolution ; — à l'action irritante et révulsive sur la surface tégumentaire de ces mêmes principes ; — enfin à une modification de l'innervation cutanée et secondairement, par sympathie ou action réflexe, de l'innervation des autres systèmes ou appareils de l'économie. J'examinerai successivement ces différentes manières de voir, en restant toujours dans les conditions expérimentales où je me suis placé.

Et d'abord, en ce qui concerne la thermalité, qui aurait pour effet de produire une excitation générale en élevant la température du corps, en activant la circulation, en congestionnant fortement la peau, en exagérant ses fonctions de sécrétion et d'exhalation, etc., je ferai remarquer qu'il ne s'agit, dans les faits relatés plus haut, que de bains tempérés, dont la température a oscillé autour de 34° sans dépasser 35° centigrades. Or à cette température les bains d'eau ordinaire, pris en série successive, comme les bains d'eau minérale, ont une action calmante primitive, sans passer, que nous sachions du moins, par une phase quelconque d'excitation. Serait-ce que la chaleur naturelle des eaux minérales aurait des propriétés physiologiques différentes de la chaleur artificielle des eaux douces ? La question a été plus d'une fois posée, et presque toujours résolue par la négative. La physique nous enseigne que le calorique, de quelque source qu'il provienne, obéit aux mêmes lois. Jusqu'uà nouvel ordre, la physiologie fera sagement d'accepter pour elle-même cette donnée. Je conclus donc de ces quelques considérations que la thermalité seule ne saurait rendre compte des phénomènes d'excitation que j'ai observés.

On sait que Scoutetten attribuait un rôle important à l'électricité dans l'action des eaux minérales. Ses idées ont soulevé de nombreuses objections, dont une commission instituée par la Société d'hydrologie s'est faite l'interprète. Il y aurait peut-être lieu, comme je le montrerai plus loin, d'étudier à nouveau la question ; en attendant, on ne peut que demeurer sur une prudente réserve.

Une autre question, qui a provoqué bien des recherches, soulevé bien des discussions, et qui ne semble pas encore complètement jugée, est relative à l'absorption par la peau des principes dissous dans une eau minérale. D'après bon nombre d'auteurs, cette absorption est nulle. Par exemple, après avoir rapporté et discuté la plupart des expériences plus ou moins contradictoires instituées à ce sujet, M. Oré, à l'article *Bains* du Nouveau Dictionnaire de Médecine et de Chirurgie pratiques, conclut « que les bains simples, minéraux ou médicamenteux, n'ont qu'une action de contact qui variera suivant la nature des substances en dissolution ».

D'autres auteurs admettent que l'eau du bain et les matières salines qu'elle tient en dissolution peuvent pénétrer, mais en quantité infinitésimale, dans l'économie. « L'absorption de l'eau, dit M. Béclard [1], est un phénomène passager, accessoire, très complexe et qui nécessite pour s'effectuer des conditions exceptionnelles, c'est-à-dire le séjour assez prolongé dans un milieu liquide..... Lorsque l'eau des bains renferme des substances dissoutes, des sels solubles, par exemple, l'eau absorbée en entraîne avec elle, mais de très faibles proportions. »

De son côté, M. Paul Bert, après avoir admis que la peau se laisse pénétrer par l'eau, tend à partager l'opinion de Homolle, Brücke, Ludwig, Milne-Edwards, d'après laquelle les membranes animales, en vertu d'un phénomène auquel ce dernier auteur a donné le nom de *filtration élective*, retiendraient au passage les sels dissous dans l'eau dont elles se laisseraient imbiber.

« Quoi qu'il en soit du point de théorie, ajoute M. Bert [2], il demeure acquis à la science que

1. Art. *Absorption, in* Dict. encycl. des sc. méd.

2. Art. *Absorption, in* Nouv. dict. de méd. et de chir. prat.

les bains médicamenteux, dans les conditions de température et de durée où on les administre, doivent être, sous le rapport de l'absorption, ramenés au rang des médications infinitésimales. Je ne suis cependant pas convaincu qu'il ne faille faire quelque exception pour certains bains qui, comme les bains alcalins, paraissent susceptibles d'agir assez rapidement sur l'épiderme et sur la matière sébacée. »

Les citations qui précèdent résument l'état de la question sur l'absorption cutanée de l'eau et des principes qu'elle tient en dissolution. Cette absorption, dans les limites où elle s'exerce, peut-elle rendre compte des phénomènes d'excitation que j'étudie en ce moment ? Répondre par l'affirmative serait véritablement faire un acte de foi en l'honneur de l'un des dogmes de la doctrine hahnemannienne. Supposons, en effet, les conditions les plus favorables à l'absoption, soit une température de 20 à 25° centigrades ; d'après M. Béclard, la quantité d'eau qui peut pénétrer dans les voies de l'absorption s'élève rarement au-dessus de 30 à 40 grammes pour un bain entier de trois quarts d'heure à une heure de durée. Or, d'après les analyses de M. Lefort, l'eau de

Néris contient par litre 1 gr. 1445 de résidu salin. Si 30 grammes de cette eau sont absorbés, et que le phénomène de filtration élective, rappelé plus haut, ne se produise pas, on voit, en établissant une simple proportion, qu'il pénétrerait par absorption dans l'organisme 0gr. 06867 d'un résidu salin, composé principalement de bicarbonates, de sulfates et de chlorures, sels que nous ingérons en de bien autres proportions à chacun de nos repas. Notons d'ailleurs que le chiffre qui précède, quelque minime qu'il soit, est un maximum ; on peut juger par là, dans mes observations où la température du bain est au point isotherme, où par conséquent l'absorption est à peu près contre-balancée par l'exhalation, on peut juger, dis-je, des quantités infinitésimales de substances salines qui peuvent être absorbées, si tant est qu'il y ait réellement absorption.

Je ne crois pas nécessaire d'insister davantage pour montrer qu'il serait contraire au simple bon sens d'attribuer l'excitation générale ou spéciale des bains à l'absorption des principes salins et à leur action consécutive sur l'économie.

Les eaux minérales renferment souvent en dissolution des gaz, dont l'absorption par la peau

est plus active que celle de l'eau ou des principes fixes ; ces gaz se mélangent en outre aux
vapeurs et, dans certains cas, aux principes
volatils qui se dégagent du bain, et viennent
offrir un aliment à l'absorption pulmonaire.
Dans mes recherches, le seul gaz dissous en
proportion notable dans l'eau minérale était
l'azote, et il n'y avait pas de principe volatil en
quantité appréciable. L'absorption pulmonaire
est donc, au même titre que l'absorption cutanée, étrangère aux phénomènes d'excitation
observés.

Si les bains minéraux n'agissent pas par absorption, ils ne peuvent, suivant l'expression de
M. Oré, agir que par un simple contact. Mais
comment faut-il entendre ce mode d'action ?
Est-ce une action purement topique, irritante,
ressortissant à la médication révulsive ? Je ne
le pense pas. Qu'il en soit ainsi avec certaines
eaux fortement minéralisées, c'est possible ;
mais avec les eaux à faible minéralisation,
comme celles de Néris, la stimulation cutanée,
quand la température du bain ne dépasse pas
le degré que j'ai indiqué, reste modérée et présente rarement le caractère d'une véritable révulsion. Du reste, cette révulsion rendrait diffi-

cilement compte des phénomènes d'excitation spéciale que j'ai décrits. La simple stimulation des fonctions de la peau, à laquelle des auteurs ont quelque tendance à rapporter les principaux effets des bains minéraux, me semble aussi insuffisante à expliquer ces mêmes phénomènes. Je crois qu'on peut comprendre différemment cette action de contact des eaux minérales, et ceci me conduit à la dernière des interprétations que j'avais à examiner.

D'après cette manière de voir, l'excitation, tant générale que locale ou spéciale, des bains d'eau minérale, serait due, ai-je dit, à une modification de l'innervation cutanée et, secondairement, par sympathie ou action réflexe, de l'innervation des autres systèmes ou appareils de l'économie. Ce n'est encore là évidemment qu'une hypothèse, mais on y arrive forcément par exclusion des autres, et, jusqu'à ce qu'on en trouve une qui rende mieux compte des phénomènes et satisfasse ainsi davantage l'esprit, on est autorisé à l'accepter.

En admettant donc cette action excitante ou modificatrice de l'innervation cutanée, on doit se demander et rechercher par quel mécanisme intime elle se produit. Faut-il la considérer comme une action dynamique, que la physiologie a le droit d'enregistrer, mais qui échappe à nos moyens d'analyse ? Une telle manière de voir serait contraire à l'esprit de recherche, à l'amour du progrès qui anime la génération actuelle. L'insolubilité d'un problème physiologique n'existe pas *a priori* ni d'une manière absolue ; elle ne saurait être que transitoire, car il suffit souvent d'une découverte inattendue pour faire tomber le voile jusque-là impénétrable qui cachait la vérité qu'on s'était attaché à poursuivre.

Pour revenir à mon sujet, je ferai remarquer que, dans un bain d'eau minérale, l'excitation directe des filets nerveux étalés à la surface du derme ne peut provenir que de deux ordres d'excitants : excitants physiques ou excitants chimiques.

Les excitants physiques, dont il peut être ici question, sont la chaleur du bain et l'électricité développée par la transformation des substances dissoutes dans l'eau. La thermalité n'interviendrait pas dans ce cas, comme dans la première hypothèse que j'ai examinée, à titre d'agent irritant, de révulsif plus ou moins puissant, pouvant aller jusqu'à congestionner fortement et même jusqu'à phlogoser la peau, mais comme un excitant local, direct, de l'extrémité des fibres nerveuses cutanées.

On peut, d'un autre côté, sans revenir à la théorie de Scoutetten, comprendre l'influence sur la peau des actions électriques diverses développées dans le bain minéral par analogie avec ce qu'on voit se passer lorsque, chez un malade atteint de différents troubles nerveux, algies, anesthésies, contractures, etc., on fait agir sur la peau une armature métallique, le courant d'une pile, un barreau aimanté. S'il suffit parfois d'un simple anneau de métal, dont le point d'application est des plus circonscrits, pour modifier complètement l'état de la sensibilité générale chez un malade, il n'y a pas lieu de s'étonner que les courants produits dans les bains d'eau minérale, en agissant sur la presque totalité de la surface cutanée, ne puissent, quelque faibles qu'ils soient, en modifier profondément l'innervation. Poursuivant l'analogie, on peut ajouter que, de même que dans les expériences de métalloscopie, les effets varient suivant le métal employé, de même l'action sur la surface tégumentaire du bain d'eau minérale doit varier avec la composition chimique des principes dissous. Il y a là de nouvelles études d'un haut intérêt à entreprendre ; je ne puis en ce moment que les signaler.

Mais il est possible, il est même probable

que, dans leur contact avec les fibres nerveuses du derme, les principes dissous dans les eaux minérales agissent comme excitants chimiques en même temps que comme excitants physiques. Ceci encore contribuerait à expliquer la diversité d'action des bains minéraux en rapport avec la variété de la constitution chimique des eaux. Sans doute les expériences d'Eckhard et de Kühne ont montré que, pour exciter un nerf, les solutions salines doivent être concentrées ; mais on peut dire que, dans le bain minéral, l'étendue du réseau nerveux soumise à l'excitation chimique compense le degré de dilution des sels dissous.

Une autre objection peut être adressée aux aperçus que je viens de développer. Si, comme je l'ai démontré plus haut, les principes fixes des eaux minérales ne sont pas ou sont peu absorbés, comment arrivent-ils au contact des fibres nerveuses du derme pour agir sur elles, soit comme excitants physiques, soit comme excitants chimiques? Il n'est pas irrationnel d'admettre que des quantités de principes fixes, suffisantes pour produire cette double excitation à la surface du derme, mais insuffisantes pour aller, après une absorption plus complète, agir sur l'intimité des humeurs ou des tissus, peuvent traverser l'épiderme, quand celui-ci, dépouillé de la matière sébacée qui le recouvre, s'est laissé imbiber, ramollir par l'eau minérale. Et de fait, ainsi que je l'ai dit plus haut, ce n'est qu'après quatre, cinq, six bains et plus, qui ont permis à l'épiderme de subir cette sorte de préparation préalable, que les phénomènes d'excitation se manifestent. Du reste, on peut se demander si le contact absolu des fibres nerveuses avec les substances minérales dissoutes dans l'eau est indispensable pour que l'excitation se produise, et si l'interposition d'un épiderme fortement imbibé et imprégné de ces substances, au moins dans une partie de son épaisseur, est un obstacle insurmontable à leur action. Ici encore de nouvelles recherches sont nécessaires.

En attendant, je me crois autorisé à conclure des développements qui précèdent que, dans mes recherches, les phénomènes d'excitation que j'ai constamment observés sont dus très probablement à une action directe, sur les filets nerveux de la surface du derme, des principes minéraux dissous dans l'eau et jouant le rôle soit d'excitants physiques, soit d'excitants chimiques, ou l'un et l'autre à la fois. Cette excitation du réseau nerveux cutané retentit sur l'économie tout entière, mais principalement sur les appareils ou les organes dont l'innervation déjà atteinte est d'autant mieux disposée et plus prompte à en subir le contre-coup : de là, le double fait d'excitation générale et d'excitation locale ou spéciale sur lequel j'ai tant insisté.

Cette excitation peut-elle servir de critérium pour prévoir le résultat de la cure thermale? Est-il vrai, par exemple, de dire que, plus elle est vive, intense, plus l'action des eaux sera salutaire? J'ai cité un cas, le seul il est vrai que j'aie observé, où, en l'absence de toute excitation, l'amélioration éprouvée par la malade a été des plus marquées et des plus durables. Il est un grand nombre de personnes, surtout parmi les rhumatisants et les névropathes, qui sont d'une impressionnabilité exquise et réagissent vivement sous l'influence de n'importe quelle médication ; mais souvent l'effet de cette médication est aussi prompt à disparaître qu'il l'a été à se manifester; on ne peut donc pas chez elles préjuger le résultat consécutif du traitement hydrominéral par l'intensité de la réaction immédiate. D'une manière générale, cependant, on doit plutôt se féliciter que se plaindre de payer un généreux tribut à l'excitation thermale.

VI

APPLICATIONS THÉRAPEUTIQUES

La complexité des éléments auxquels les eaux minérales doivent leur action explique, d'un côté la multiplicité des indications thérapeutiques qu'elles peuvent remplir, et, d'un autre côté, la difficulté de préciser nettement ces indications par la connaissance seule des propriétés physiques, chimiques et même physiologiques des eaux. Par exemple, en ce qui concerne Néris, on peut dire que cette station est caractérisée principalement :

1° Par la haute thermalité des eaux ;

2° Par leur faible minéralisation ;

3° Par la nature de quelques-uns des principes qu'elles tiennent en dissolution (le fluorure de sodium, par exemple) ;

4° Par leur richesse en cryptogames confervoïdes ;

5° Par la variété de leurs modes d'administration (bains de baignoire, de piscine, douches, étuves, application topique des conferves, etc.).

Il est permis de conclure de là que ces eaux doivent répondre à des indications générales multiples ; leur action varie, en effet, suivant le mode d'administration employé et l'élément auquel on s'adresse plus spécialement. C'est ainsi que, si l'on fait dominer la haute thermalité dans le traitement hydro-minéral, on obtient une action excitante, stimulante, secondairement résolutive, qui convient plus particulièrement aux affections rhumatismales, à certaines paralysies, aux déformations consécutives à des traumatismes, etc.

Emploie-t-on au contraire les eaux à une température modérée, on atténue notablement leur action primitive excitante, et, par suite de leur nature, de leur faible minéralisation, on obtient des effets calmants, sédatifs, antispasmodiques. Sous ce rapport, toutes les maladies, tous les symptômes morbides portant l'une des étiquettes *algie, hyperesthésie, spasme,* sont heureusement influencés par les eaux de Néris. En tête de ces maladies il faut noter natu-

rellement celles qui affectent le système nerveux.

Ce n'est pas tout ; cet effet sédatif des eaux
de Néris permet d'y traiter avec avantage bon
nombre de maladies parvenues à cette période
intermédiaire, mal déterminée, où finit l'état
aigu, où commence l'état chronique. Nous
citerons plus spécialement, à ce sujet, les affections utérines. Lorsque, par un traitement plus
ou moins actif, on a dominé les symptômes douloureux, congestifs ou inflammatoires qui présentaient le plus d'acuité, on sait avec quelle
lenteur on obtient la disparition des dernières
traces de la maladie, en particulier la résolution des lésions qui ont pour siège le col de
l'utérus. Ici l'emploi des eaux minérales est
indiqué ; mais si l'on envoie immédiatement les
malades à des eaux fortement minéralisées et
par suite trop excitantes, on s'expose au danger
de réveiller les accidents aigus. Dans ces conditions, les eaux de Néris sont très utiles et,
administrées avec prudence, elles ne laissent
courir aucun risque aux malades.

Parmi les principes que les eaux de Néris
tiennent en dissolution, j'ai cité le fluorure de
sodium ; si l'on y joint les minimes proportions
d'iode, de silice et de matière organique qu'elles

renferment, peut-on attribuer à ces principes l'efficacité de leur action dans le traitement de certaines dermatoses, de même que dans celui des plaies, des ulcères, des brûlures dont elles hâtent la cicatrisation ? Je pose simplement la question, désireux avant tout de bien établir les faits, et d'éviter toute hypothèse.

Partant de ce principe, je me borne à signaler l'appoint fourni à la médication résolutive par les applications topiques des conferves.

Parmi les différents modes d'administration des eaux, il en est un sur lequel il est utile d'insister, parce qu'il me paraît gros d'avenir pour le traitement de certaines maladies nerveuses, en particulier des accidents protéiformes qui se lient à l'hystérie : je veux parler des bains prolongés. C'est là un moyen puissant d'action, que de Laurès a su manier avec hardiesse et avantage, et qui a fixé toute l'attention de ses successeurs.

On le voit, la connaissance des principaux éléments qui caractérisent les eaux de Néris conduit à quelques indications générales. Mais quand il s'agit de résoudre le problème pratique que se pose tout médecin en face de son client, ces indications sont insuffisantes. Une même maladie, en effet, présente des variétés qui toutes

ne sauraient être tributaires de la même médication; et il faut reconnaître qu'entre ces modes si
divers qu'offrent les maladies d'une part, et, de
l'autre, la multiplicité des stations thermo-minérales qui semblent convenir au cas observé, le
choix du praticien est souvent difficile et embar-
rassant. C'est à l'observation clinique qu'il ap-
partient de compléter les données du problème
et de résoudre, sinon toutes les inconnues, du
moins celles qui intéressent au plus haut degré
la santé des malades et la responsabilité des
médecins. Dans les développements qui vont
suivre, je resterai donc sur le terrain exclusivement clinique et, sans me préoccuper d'une
division ou d'une classification doctrinale, prenant simplement les faits tels qu'ils se sont présentés à mon observation, je passerai successivement en revue, au point de vue des avantages qu'on peut retirer de l'action des eaux de
Néris, les groupes nosologiques suivants :

1° Affections rhumatismales.

2° Maladies du système nerveux.

3° Maladies des femmes.

4° Dermatoses.

5° Affections chirurgicales.

Désirant être aussi net et concis que possible,
je ne me perdrai pas dans le détail des faits par-

ticuliers dont la simple relation me conduirait
à écrire plus d'un volume, et l'on me permettra
de présenter, d'une façon en quelque sorte di-
dactique, ce qu'une pratique déjà longue m'a
appris sur les formes et les variétés de ces maladies dans le traitement desquelles les eaux
de Néris sont plus spécialement indiquées.

Avant d'aborder cette étude, je crois qu'il
n'est pas sans intérêt de dire un mot de la durée de la cure thermale. La moyenne de vingt
et un jours, qu'on a adoptée d'une manière
générale en hydrologie, est considérée par la
plupart des gens du monde comme un nombre
fixe, invariable, et l'on a souvent bien de la
peine à leur faire modifier les projets qu'ils ont
basés sur cette notion erronée. Il est, en effet,
impossible de déterminer d'avance, pour un
cas donné, la durée du traitement thermal ;
la manière dont un malade réagit ne tient pas
seulement à la nature de son affection, mais
encore à d'autres conditions intrinsèques ou
extrinsèques, que le médecin hydrologue ne
peut connaître *à priori ;* ce n'est qu'en suivant
de près le malade, en jugeant de l'effet produit
et en tenant compte du but qu'il s'est proposé
d'atteindre, qu'il peut fixer la durée de la cure.

Cette durée est donc extrêmement variable. Mais on peut dire, d'une manière générale, qu'elle doit dépasser trois septénaires à Néris, comme sans doute dans la plupart des stations d'eaux indéterminées où le traitement externe seul est appliqué. Pour les dames, qui subissent ordinairement pendant leur traitement thermal un temps d'arrêt d'une semaine, le séjour à Néris ne saurait être de moins d'un mois. Je l'ai porté quelquefois à deux mois, et les malades n'ont eu qu'à s'en louer. La durée de la cure constitue un élément puissant d'action et de succès ; il faut que les malades le sachent bien et soient ainsi prémunis contre les idées et les véritables préjugés qui ont cours dans le monde.

I. AFFECTIONS RHUMATISMALES.

La haute thermalité des eaux de Néris ne pouvait manquer de les signaler à l'attention des médecins et des malades pour le traitement des affections rhumatismales ; aussi rencontre-t-on dans cette station toutes les formes, toutes les variétés du rhumatisme, depuis la plus simple myodynie jusqu'au rhumatisme noueux le plus invétéré.

Rhumatisme musculaire.

Le rhumatisme musculaire chronique présente deux formes : une forme fixe dans laquelle la douleur reste localisée sur un ou plusieurs muscles ; et une forme vague caractérisée par des accès subaigus dont le siège varie incessamment. Les eaux de Néris conviennent aux deux formes, mais, à l'instar d'ailleurs de toutes les autres eaux thermales et des différentes médications auxquelles on peut avoir recours, elles ont une efficacité plus grande et plus certaine dans la seconde forme que dans la première. Celle-ci, en effet, finit à la longue par produire, dans le muscle ou les muscles atteints, des altérations anatomiques amenant des atrophies ou des paralysies qui sont loin d'être irrémédiables, mais qui offrent une résistance plus grande aux traitements qu'on leur oppose. De là l'indication pratique de combattre de bonne heure le rhumatisme musculaire fixe et de prévenir ainsi les conséquences qu'il peut entraîner.

Le rhumatisme musculaire offre certains sièges de prédilection : les muscles du cou (torticolis), de l'épaule (omodynie), de la poitrine (pleurodynie), des lombes (lumbago), etc. Toutes ces variétés relèvent, au même titre, du traitement thermal. Le rhumatisme alterne parfois avec des névralgies, soit périphériques (névralgie cervico-occipitale dans le torticolis, cervico-brachiale dans l'omodynie, intercostale dans la pleurodynie, sciatique dans le lumbago, etc.), soit viscérales (gastralgie, entéralgie, hystéralgie, etc.). Dans ces différents cas, les eaux de Néris sont spécialement indiquées.

Rhumatisme articulaire.

J'ai dit plus haut que la faible minéralisation et l'action sédative (quand la température est modérée) des eaux de Néris permettent de les employer à la période subaiguë de certaines maladies, et j'ai cité les maladies utérines : le rhumatisme articulaire en offre un second exemple ; il vient à Néris des malades convalescents d'un rhumatisme articulaire aigu ; j'en reçois tous les ans quelques-uns, même avec des complications cardiaques. Celles-ci ne constituent pas une contre-indication absolue au traitement thermal, et, en agissant prudemment, je n'ai jamais observé d'accident. Les eaux de Néris peuvent donc être employées utilement pour hâter la convalescence du rhumatisme

articulaire aigu. Mais elles conviennent surtout
au traitement du rhumatisme chronique.

Cliniquement, le rhumatisme articulaire chronique se présente sous trois formes principales.
Les deux premières répondent aux formes que
je viens de rappeler pour le rhumatisme musculaire. Dans certains cas, en effet, le rhumatisme
est fixe et reste localisé à une ou plusieurs articulations où il détermine à la longue des lésions
plus ou moins profondes. D'autres fois, il se
manifeste par des douleurs articulaires vagues,
erratiques, que le moindre changement dans
les conditions météorologiques réveille, qui
siègent tantôt dans une articulation, tantôt dans
une autre, et alternent parfois avec des myody-
nies ou des névralgies. Il va sans dire que cette
seconde forme n'entraîne pas dans les articulations des désordres aussi sérieux que la première. Elle exprime aussi une disposition
générale de l'économie, plus facile à modifier
par les eaux peu minéralisées comme celles de
Néris. La forme fixe se rencontre, en effet, plus
souvent alliée au lymphatisme et, en pareil cas,
les eaux sulfurées ou chlorurées sont plus
spécialement indiquées. Les indications tirées
ainsi de la diathèse dont dépend ou avec laquelle
coïncide le rhumatisme ont leur importance en

thérapeutique thermale. Sous ce rapport, les eaux de Néris conviennent surtout aux cas dans lesquels aucune diathèse n'est franchement accusée et où l'acuité, la mobilité des douleurs, l'irritabilité du malade expriment plutôt un état général névropathique.

Mais quoique moins promptement et moins largement efficaces dans le traitement du rhumatisme articulaire chronique à forme fixe, elles ne laissent pas cependant d'être utiles même dans les cas de lésions anciennes et profondes compromettant les fonctions des articulations atteintes. Ici encore le soulagement est d'autant plus grand que la maladie ne se rattache à aucune autre diathèse que la disposition rhumatismale. Cette remarque s'applique en particulier à la coxalgie, dont j'ai à traiter tous les ans quelques cas.

La troisième forme du rhumatisme articulaire chronique est celle que les auteurs décrivent sous le nom de *rhumatisme articulaire chronique progressif, rhumatisme noueux, polyarthrite déformante,* etc. On sait qu'elle est caractérisée principalement par une marche envahissante, atteignant successivement un grand nombre de jointures; par les déformations de ces jointures (gonflement, hydarthrose, subluxations, luxations) dues aux lésions dont elles sont le siège et qui intéressent tous les tissus ; par les déviations des membres résultant à la fois des déformations précédentes et de la contracture des muscles qui prennent leur insertion dans le voisinage des articulations malades ; par une atrophie consécutive des muscles contracturés, et même des os ; enfin par un état d'infirmité qui varie suivant le nombre des jointures atteintes et peut aller jusqu'à l'impossibilité absolue de se mouvoir, même pour prendre les aliments.

Une foule de médications ont été préconisées contre cette forme de rhumatisme ; elles ont donné de bien rares succès ; on soulage, mais le plus souvent, malheureusement, on ne guérit pas. Les eaux minérales, en particulier celles de Néris, occupent un rang important dans la série de ces médications palliatives ; le soulagement qu'elles procurent peut même se manifester assez promptement, et il est d'autant plus marqué que l'affection est plus rapprochée de son début.

J'ai rencontré rarement à Néris une autre forme que peut revêtir le rhumatisme articulaire chronique, et qui est décrite sous la dénomination de *nodosités d'Heberden*, du nom de l'auteur qui, le premier, l'a distinguée de la goutte, avec laquelle beaucoup de médecins la confondent encore. C'est sans doute à·cette confusion qu'est due sa rareté aux thermes de Néris. On sait que cette forme, dont les manifestations se localisent et s'accentuent principalement dans les articulations des phalanges avec les phalangines et dans les articulations métacarpo-phalangiennes, s'allie parfois au rhumatisme noueux ou au rhumatisme partiel ; plus souvent encore elle coexiste avec des névralgies, particulièrement la névralgie sciatique, et avec le rhumatisme musculaire. A l'exemple des autres manifestations de la disposition rhumatismale, les nodosités d'Heberden trouvent dans l'action des eaux de Néris une médication favorable.

Je ne saurais, après les affections rhumatismales, ne pas dire un mot de la goutte. Celle-ci, caractérisée par un vice constitutionnel du sang, réclame, outre une hygiène spéciale, une médication altérante, dont les eaux de Néris ne peuvent fournir les éléments. Je reçois néanmoins tous les ans un certain nombre de goutteux, et plusieurs d'entre eux, satisfaits d'une première saison, reviennent spontanément à

Néris l'année suivante. C'est que, à côté de l'état constitutionnel et des symptômes habituels qui le caractérisent, la goutte se complique fréquemment de phénomènes névropathiques qui dominent la scène, et ce sont ces phénomènes qui sont heureusement modifiés par l'action sédative des eaux de Néris. On verra plus loin qu'il en est de même pour d'autres états constitutionnels.

II. MALADIES DU SYSTÈME NERVEUX.

Le champ des maladies du système nerveux est extrêmement vaste, et bien que le nombre de celles qui sont tributaires des eaux de Néris soit relativement restreint, il ne laisse pas d'être encore considérable. Obligé d'adopter un ordre d'exposition, je grouperai les cas suivant la manière dont ils se présentent habituellement à mon observation dans le milieu spécial où j'exerce ; la division que j'établis ne saurait, par conséquent, avoir la prétention d'une classification nosologique. Cela dit, je passerai successivement en revue :

1° Les maladies du système nerveux central ;

2° Les maladies du système nerveux périphérique ;

3° Les névroses.

4° Les névropathies.

Maladies du système nerveux central.

Peu d'affections cérébrales sont tributaires des eaux de Néris; elles ne le deviennent même que lorsque la lésion primitive a été suivie d'une sclérose latérale descendante de la moelle. C'est ainsi que je reçois des malades ayant une hémiplégie avec contracture consécutive à un foyer d'hémorrhagie ou de ramollissement du cerveau. J'ai observé aussi des cas, dont un très remarquable a été ailleurs l'objet d'une courte relation, dans lesquels l'hémiplégie et la contracture étaient symptomatiques d'une tumeur cérébrale. Il se joint alors aux autres symptômes des attaques épileptiformes et le mode de terminaison de la maladie vient confirmer le diagnostic.

Parfois les membres paralysés et contracturés sont le siège de douleurs très vives. D'autres fois les malades présentent dans le côté paralysé un tremblement hémilatéral, une sorte d'hémichorée, qui accompagne habituellement l'hémianesthésie, et survient au moment où la paralysie motrice tend à diminuer.

Dans ces différents cas les eaux de Néris peuvent être utiles, et j'ai observé assez souvent, sous leur influence, une diminution des dou-leurs, de la contracture, de l'hémichorée, par suite une amélioration dans les fonctions des membres paralysés.

Les affections de la moelle se rencontrent en bien plus grand nombre à Néris. Il en est une surtout pour laquelle elles présentent une véritable spécialisation : j'ai nommé l'ataxie locomotrice.

Nous sommes loin de l'époque où, après la description encore si parfaite de cette maladie par Duchenne (de Boulogne), on se rendait à tel service d'hôpital pour voir, comme une curiosité, un ataxique. Aujourd'hui que l'affection, sans devenir *certainement* plus fréquente, est mieux connue, on en observe partout des exemples, et deux stations thermales, entre autres, semblent être, durant la saison, le rendez-vous des personnes qui en sont atteintes : Néris et La Malou.

La concurrence, on pourrait presque dire la rivalité qui existe à ce sujet entre ces deux stations, est plus apparente que réelle, car leurs eaux ne conviennent pas aux mêmes formes ou aux mêmes périodes de la maladie. On peut dire, d'une manière générale, que les cas où dominent les phénomènes douloureux, éréthiques, réclament l'action sédative des eaux de Néris, tandis que ceux qui se caractérisent par les phénomènes de dépression et de paralysie se trouvent mieux de l'action excitante et tonique des eaux de La Malou.

L'ataxie, à son début ou à une période peu avancée, rentre plutôt dans les cas de la première catégorie. Il faut savoir aussi que, malgré tous les travaux dont elle a été l'objet, elle n'est pas toujours, à défaut des symptômes caractéristiques d'incoordination motrice, d'un diagnostic absolument facile, et il ne se passe pas d'année que je ne reçoive de prétendus rhumatisants qui ne sont que des ataxiques. Une semblable erreur peut avoir des inconvénients graves pour les malades. Je citerai, entre autres exemples, celui d'une dame qui, envoyée à Néris comme atteinte simplement de rhumatismes, crut pouvoir se traiter seule et s'administrer des bains à une haute température, des bains de vapeur, des douches chaudes sur la colonne vertébrale, et se donna ainsi une congestion

spinale, ou plutôt exagéra les symptômes d'hypérémie qu'elle présentait déjà, et faillit suc-
comber aux accidents qui en furent la conséquence. Cette dame était à la première période
de l'ataxie locomotrice. Comme elle ne présentait
aucune incoordination dans les mouvements,
les douleurs fulgurantes qu'elle ressentait, mais
qu'elle n'avait pas su caractériser, avaient été
considérées comme de nature rhumatismale.

Le traitement thermal des ataxiques demande à être surveillé de près. Après la première période d'excitation dont j'ai suffisamment parlé dans le chapitre précédent, les
douleurs se calment. Tel malade qui usait et
abusait des injections sous-cutanées de morphine (j'en ai vu qui poussaient les doses
jusqu'à 0 gr. 80 par jour), peut renoncer peu à
peu à cette pratique. Les fonctions digestives
ne tardent pas à s'en ressentir ; l'appétit revient, les digestions sont plus faciles. En même
temps le sommeil reparaît et devient plus répa-
rateur. Le moral se relève, les forces repren-
nent, en un mot l'état général s'améliore. Que
devient pendant ce temps le processus morbide ? Rétrograde-t-il, reste-t-il stationnaire, ou
est-il simplement ralenti dans sa marche progressive ? Je ne saurais le dire, mais ce que je

puis affirmer, c'est que j'observe des ataxiques qui fréquentent Néris depuis plusieurs années et qui, en l'absence de toute autre médication, ont gagné du terrain et s'y sont maintenus. Ce résultat est déjà assez beau pour s'imposer à l'attention des médecins et des malades.

Il va sans dire que, à côté de ces cas, chaque année plus nombreux, où j'enregistre d'aussi heureux résultats, il en est d'autres dans lesquels les eaux restent complètement inefficaces. Il n'est pas de médication quelque puissante qu'elle soit, qui n'offre de ces différences d'action, qu'explique suffisamment la diversité des dispositions individuelles propres à chaque malade. Je crois devoir faire cette réserve pour éviter des déceptions d'autant plus pénibles que la foi dans le moyen employé vainement a été plus grande. En médecine, il n'y a rien d'absolu et les présomptions, les calculs de probabilité les mieux fondés conduisent encore trop souvent à des solutions négatives ou même contradictoires. Il n'y a pas de honte à faire cet aveu. La complexité des phénomènes biologiques rend leur étude plus difficile que celle des phénomènes physiques; les lois qui les régissent se dégagent moins nettement de l'observation des faits et de l'expérience qui les contrôle;

les affirmations sont bien moins souvent per-
mises, et c'est ici surtout que l'on peut dire
que l'ignorant est celui qui ne doute jamais.

La nature scléreuse du processus tabétique
doit naturellement porter à penser que les
bons effets obtenus par l'emploi des eaux de
Néris dans le traitement de l'ataxie locomotrice
peuvent s'observer également dans la sclérose
d'autres départements de la moelle. L'observation clinique justifie cette induction pour la
paraplégie spasmodique (sclérose des cordons
latéraux) et la sclérose multiloculaire, dont
la première n'est peut-être qu'une forme fruste
ou un premier degré. Toutefois ici l'influence
du traitement thermal est moins prompte et
moins marquée. Dans la paraplégie spasmodique on obtient une diminution de la roideur et
partant une plus grande facilité de la marche.
Lorsque, dans la sclérose en plaques, exis-
tent des douleurs, elles sont amendées comme
celles de l'ataxie, mais les autres symptômes,
entre autres le tremblement spécial, sont moins
notablement modifiés.

J'en dirai autant de la sclérose des cornes
antérieures dont j'ai observé plusieurs cas.
Dans les uns il s'agissait de la paralysie atrophi-

que de l'enfance : le traitement thermal n'a
produit aucun résultat. Les autres appartenaient
à l'atrophie musculaire progressive. Chez une
première malade, tout à fait au début de l'affection, alors que les seuls muscles atteints étaient
ceux de la main et de l'épaule droites, il y a eu
une amélioration sensible et le membre a pris
plus de force, bien que les muscles atrophiés
n'aient présenté aucun changement sensible.

Un second malade, parvenu à une période
plus avancée, et chez lequel les muscles du
tronc et des membres inférieurs commençaient
à se prendre, m'a offert des résultats absolument semblables. Par contre, chez une dame
arrivée à la dernière période, et chez laquelle
des symptômes de paralysie labio-glosso-laryn-
gée indiquaient une extension au bulbe du
processus morbide, je n'ai constaté aucune amélioration. La maladie n'a cessé de faire des progrès rapides, et quelques mois après elle a eu
la terminaison prévue.

En dehors des myélites systématisées, j'observe assez fréquemment à Néris des cas de
myélite diffuse d'origine traumatique ou *a fri-
gori*. Il est difficile de généraliser les résultats du
traitement dans des faits si divers ; parfois très
heureux, ils sont d'autrefois à peu près nuls.

Cela dépend de l'ancienneté de la maladie et de l'étendue de la lésion. A un premier degré, quand il n'y a, à proprement parler, que de la congestion spinale, les effets obtenus sont plus certains et plus marqués.

Enfin je signalerai, avant de quitter les maladies des centres nerveux, la paralysie générale, dont les phénomènes d'excitation trouvent une indication toute naturelle dans l'action sédative des eaux de Néris. Il faut surveiller avec soin, chez les malades qui en sont atteints, la stimulation qui marque la première période de la cure et entre-couper le traitement par des jours de repos.

Maladies du système nerveux périphérique.

En tête des maladies du système nerveux périphérique qui réclament les eaux de Néris, il faut placer les névralgies. Quand elles ont une origine franchement rhumatismale, on met en jeu de préférence l'action excitante et révulsive que les eaux de Néris doivent à leur thermalité. Quand elles sont essentielles et sous la dépendance d'une disposition générale névropathique, c'est à l'action calmante et sédative des eaux que l'on s'adresse. Je dois rappeler ici que la sédation n'est jamais primitive, mais qu'elle est toujours précédée, pendant un temps variable, du réveil ou de l'exacerbation des douleurs.

Il est des névralgies symptomatiques de la maladie d'un organe ou d'un appareil. Ces névralgies peuvent être soulagées par les eaux de Néris, mais il est évident que le degré et la durée du soulagement dépendent en outre du plus ou moins d'action que la cure thermale peut exercer directement sur la maladie primitive. C'est ainsi que la névralgie lombo-abdominale symptomatique d'une affection utérine cède le plus souvent aux eaux de Néris, parce que celles-ci exercent concurremment une action salutaire sur la maladie de matrice. Quand une névralgie, réputée essentielle, se montre rebelle à une cure de Néris, il faut soupçonner une cause organique dont elle est l'effet et le symptôme. J'ai eu plus d'une fois l'occasion de vérifier ce fait.

Il n'est pas de névralgie dont je n'aie eu à traiter quelques cas à Néris. Celles qu'on y rencontre le plus fréquemment sont la névralgie faciale, la névralgie cervico-brachiale, la névralgie intercostale, la névralgie lombo-abdominale, la sciatique, la névralgie crurale, la névralgie plantaire, etc.

De ces névralgies périphériques je dois rapprocher des névralgies profondes ayant pour siège des nerfs ou des plexus situés dans l'une des cavités splanchniques, et les viscéralgies auxquelles elles servent pour ainsi dire de transition. Parmi les faits de ce genre que j'ai observés, j'en ai rapporté deux dans la *Clinique thermo-minérale de Néris* (p. 116 et 117). Dans l'un il s'agit d'une névralgie du plexus lombo-sacré, dans l'autre d'une névralgie ou névrose du plexus cardiaque et des nerfs phréniques. Quant aux viscéralgies, il suffit de citer la gastralgie, qui se complique souvent d'hépatalgie ou d'entéralgie, l'hystéralgie, l'ovarie, si fréquente chez les hystériques, etc.

Entre la névralgie et la névrite il existe une ligne de démarcation si peu marquée que certains pathologistes la suppriment, ne voyant dans les névralgies que l'effet de l'inflammation ou tout au moins de l'irritation des nerfs. Ce n'est pas ici le lieu d'aborder à ce sujet une discussion de doctrine ; je dirai simplement qu'il est des cas où les douleurs névralgiques traduisent sans conteste une névrite ; c'est ce qui arrive dans les névralgies consécutives au zona, à la suite de la compression de troncs nerveux ou de chutes dans lesquelles il y a eu une forte contusion de ces mêmes nerfs. Souvent des phénomènes atrophiques s'ajoutent aux symptômes douloureux. J'ai constamment obtenu de bons effets des eaux de Néris dans ces différents cas, seulement la durée du traitement doit être suffisamment prolongée. Ceci est surtout vrai pour les douleurs consécutives au zona, dont le caractère rebelle est connu de tous les médecins. La cure ne doit pas durer moins de trente à quarante jours. J'ai observé un cas remarquable de névrite du nerf sciatique d'origine traumatique avec amyotrophie du membre. La malade, arrivée à Néris avec deux béquilles, s'en retourna avec une seule ; l'année suivante elle remplaça celle-ci par une canne ; après une troisième saison, elle marchait comme tout le monde.

Parmi les autres maladies du système nerveux périphérique que l'on traite avec avantage à Néris, je citerai certains cas d'hyperesthésie (la dermalgie entre autres) ou d'anesthésie qui ont quelque affinité avec les névralgies, et dont j'ai vu et publié des exemples ; — le tic douloureux qui, le plus souvent, résiste aux eaux de Néris comme à tous les autres moyens ; — le spasme soit clonique (tic non douloureux), soit tonique (contracture), dont les muscles de la face et du cou sont le siège le plus fréquent, et contre lequel la cure de Néris est un peu plus puissante ; — certaines dyskinésies professionnelles, dont la crampe des écrivains est le type et dans le traitement desquelles j'ai obtenu des résultats satisfaisants ; — enfin des paralysies circonscrites au territoire animé par un nerf, et dont les cas les plus fréquents sont constitués par la paralysie faciale et la paralysie du nerf radial ; j'ai observé aussi dans ces cas des modifications très heureuses.

Névroses.

On peut dire hardiment que toutes les névroses sont tributaires des eaux de Néris, à des degrés divers sans doute ; mais il n'en est aucune, même l'épilepsie, dans laquelle on ne puisse espérer de bons effets de l'usage de ces eaux.

L'hystérie est, de toutes les névroses, celle que l'on rencontre le plus souvent à Néris. On y observe, ainsi que je l'ai dit plus haut, toutes les formes, depuis les phénomènes les plus légers de l'*hysteria minor,* de cet état nerveux encore peu accentué qu'on pourrait appeler hystéroïde, et que j'ai désigné ailleurs sous le nom d'*hystéricisme*, jusqu'aux signes les plus accusés et les plus graves de l'*hysteria major*, de l'hystéro-épilepsie. Il n'est pas de symptôme que l'on n'y constate, pas d'accident contre lequel on n'ait à lutter ; on trouve là, pour cette névrose, un champ d'étude du plus haut intérêt ; mais ce qu'on y trouve surtout, et ce qui importe le plus aux malades, c'est une notable amélioration de la plupart des phénomènes.

Parmi les troubles fonctionnels si nombreux et si variés qui caractérisent l'hystérie, troubles de la sensibilité, de la motilité, de l'intelligence, troubles vaso-moteurs, tous ne subissent pas au même degré l'influence du traitement thermal ; des divers symptômes qui expriment ces troubles fonctionnels, névralgies, hyperesthésies ou anesthésies, — convulsions, spasmes, contractures, paralysies, — hallucinations, délire, érotisme, mélancolie, — troubles circulatoires (palpitations, fièvre, lipothymies, état syncopal, congestions, hémorragies, etc.) et sécrétoires (ptyalisme, chromidose, polyurie, ischurie, anurie, vomissements, etc.), de tous ces symptômes, dis-je, véritablement protéiformes, ceux qui paraissent le plus heureusement et le plus profondément modifiés par les eaux de Néris, sont les névralgies, les accès de convulsions cloniques, les spasmes, les contractures, en un mot ceux qui semblent être plutôt sous la dépendance d'un état d'excitation que d'un état de dépression du système nerveux.

En fait d'hystérie, il va sans dire, il n'y a rien d'absolu ; si la proposition précédente exprime une règle générale, elle supporte d'assez nombreuses exceptions, et j'ai vu des cas où, malgré la prédominance des phénomènes de dépression, paralysie, anesthésie, lipothymies, syncopes, etc., l'état des malades s'améliorait notablement. Il ne faut pas oublier, du reste, que ces phénomènes de dépression alternent fort souvent chez une même malade avec les phénomènes d'excitation.

L'hystérie ne s'observe pas exclusivement après l'âge de la puberté ni dans le sexe féminin. Il ne se passe pas d'année que je ne reçoive des enfants des deux sexes et des hommes adultes atteints de cette névrose. Au point de vue du traitement thermal, ces cas n'offrent rien de particulier. Peut-être les enfants sont-ils plus sensibles à l'action favorable des eaux.

La chorée, par ordre de fréquence, vient après l'hystérie ; si on classait ces deux névroses d'après le degré d'efficacité du traitement thermal, elle viendrait avant. J'ai vu rarement, en effet, une chorée se montrer rebelle à une cure bien dirigée. Si, l'année suivante, le malade revient faire une nouvelle saison, les premiers bains ne manquent pas ordinairement de ramener les mouvements choréiques qui n'avaient plus reparu depuis la première cure, mais qui cèdent promptement à la continuation du traitement.

Je dirai peu de chose de l'épilepsie. Sous l'étiquette de névrose ou de névropathie, j'en observe tous les ans quelques cas. J'ai noté assez souvent une diminution de la fréquence des attaques et des vertiges. Il m'a semblé aussi que, dans quelques cas, l'aura qui précède et annonce l'attaque était favorablement modifiée ; le malade la ressent, mais elle n'arrive pas à son paroxysme, elle s'arrête pour ainsi dire en chemin, et l'attaque avorte.

Je ne fais que mentionner la catalepsie, qui n'est, à vrai dire, qu'un épisode de l'hystérie.

Le nombre des hypochondriaques est considérable à Néris. La plupart des névropathes dont je parlerai plus loin peuvent être classés sous cette dénomination. Il ne faut pas oublier que, si l'imagination frappée des malades grossit les symptômes et en assombrit le tableau, le point de départ des souffrances est réel et que, tout en instituant un traitement général, à la fois physique et moral, on doit s'attaquer à cette localisation première des phénomènes morbides. La nature, le siège, l'intensité de ces phénomènes ont évidemment une grande influence sur le résultat de la cure.

A côté de ces grandes névroses en quelque sorte vulgaires, j'en mentionnerai quelques autres dont la nature est encore discutée et qui se trouvent plus ou moins bien des eaux de Néris.

Je citerai en première ligne la paralysie agitante. Je reçois tous les ans bon nombre de malades atteints de cette affection. Les eaux de Néris ne sont pas plus puissantes que les autres médications pour la guérir, mais elles apportent du soulagement aux malades en diminuant la roideur musculaire, la chaleur et ces impatiences, cette agitation qui les portent constamment à se mouvoir, alors que les mouvements sont parfois si difficiles et si pénibles.

J'ai eu l'occasion d'observer quelques cas de la maladie de Basedow, et depuis que M. Charcot a signalé tout récemment une forme fruste de cette affection dans laquelle on constate, à défaut du goître et de l'exophthalmie, la plupart des autres symptômes joints à un tremblement des membres, à une trépidation fibrillaire remarquable des muscles, le nombre de ces malades, en rappelant mes souvenirs, me paraît être un peu plus considérable. Leur grande irritabilité, leur nervosisme, l'excitation du système circulatoire qui se traduit par les palpitations, la fréquence du pouls, l'élévation de la température, se trouvent bien de l'action calmante et sédative des eaux de Néris.

J'arrive à une affection dont j'observe de fréquents exemples, et qui me servira de transition aux névropathies : je veux parler de l'irritation spinale. Qu'elle soit due, comme le veulent certains auteurs, à une anémie de la moelle, ou, suivant d'autres, à une hypérémie de ce centre nerveux, cette affection, encore mal définie, mérite cependant d'occuper, dans le cadre nosologique, une place que quelques-uns continuent de lui refuser. Les variétés qu'elle présente sont assez nombreuses ; j'en ai rapporté plus haut quatre formes ou quatre types, mais ce qui domine dans toutes, c'est une hyperexcitabilité du système nerveux sensitif, jointe parfois à un grand sentiment de faiblesse.

L'irritation spinale s'observe plus fréquemment chez la femme et est confondue assez souvent avec l'hystérie. J'en ai vu plusieurs exemples chez l'homme où on la prend quelquefois pour un commencement d'ataxie locomotrice. Les erreurs ne sont pas rares ; mais, au point de vue qui nous occupe, elles ne sauraient être préjudiciables aux malades, car les eaux de Néris sont, comme on l'a vu, spécialement indiquées dans le traitement de l'hystérie et de l'ataxie locomotrice comme dans celui de l'irritation spinale.

Névropathies.

Si l'affection dont je viens de parler est, ainsi que je l'ai dit, mal définie, il est d'autres états morbides qui le sont bien moins encore et qu'on englobe sous le nom vague, indéterminé, de *névropathies,* de *nervosisme.* Chaque fois qu'un malade présente des symptômes nerveux qui ne peuvent être rattachés à l'une des maladies, avec ou sans altération organique, que j'ai passées en revue jusqu'ici, on lui met, comme étiquette, le mot *névropathie*. Il va sans dire que les névropathes abondent à Néris.

Il importe de distinguer cliniquement les névropathies idiopathiques et les névropathies symptomatiques.

Les premières sont l'expression phénoménale du nervosisme proprement dit, en dehors de toute altération anatomique des centres nerveux appréciable à nos moyens d'investigation, et de toute affection primitive pouvant avoir sur le système nerveux un retentissement sympathique. Leur symptomatologie est des plus variées ; on peut dire qu'elle diffère avec chaque malade. Il faut donc renoncer à une description générale ; j'en ai donné quelques types dans la *Clinique thermo-minérale de Néris*.

Parmi ces types, il en est toutefois qui sont mieux définis que d'autres, et j'en citerai un en première ligne, qui constitue une maladie des plus vulgaires : je veux parler de la migraine. Quelques médecins ne voient encore dans la migraine qu'une névralgie crânienne ; pour beaucoup d'autres, dont je partage l'opinion, c'est une névrose ou une névropathie plus profonde et plus complexe. Tout le monde en connaît le caractère rebelle ; elle est assez souvent soulagée, mais elle n'est pas guérie par les eaux de Néris.

Un autre type de névropathie qui tend à être désormais accepté dans les livres classiques est celui que M. Krishaber a décrit sous le nom de *névropathie cérébro-cardiaque*. J'ai observé quelques cas très nets de ce type, un, entre autres, très remarquable, déjà cité plus haut, dans lequel, après deux saisons à Néris, le malade, qui tournait vers l'hypochondrie, a été assez amélioré pour se mettre à la tête d'une grande entreprise industrielle et se marier.

On a décrit, dans ces dernières années, une névropathie à laquelle on a ajouté le qualificatif *d'émotive,* et qui se traduit, tantôt par la peur des espaces ouverts (agoraphobie), tantôt par la peur des espaces fermés (claustrophobie). J'ai eu à traiter plusieurs malades atteints de la première forme, et j'ai constaté d'heureux résultats.

D'une manière générale, les névropathies essentielles ou idiopathiques, quelle que soit leur forme et quels que soient les troubles fonctionnels qu'elles amènent, sont améliorées par les eaux de Néris. Lorsqu'elles ne subissent à aucun degré l'influence sédative de ces eaux, c'est qu'on s'est probablement trompé en leur attribuant un caractère essentiel, et qu'elles ne sont qu'un symptôme ou un syndrome de quelque affection primitive méconnue. Cette affection peut même porter sur les centres nerveux, ainsi que j'en ai observé et publié des exemples.

Il ne faudrait pas conclure de là que les eaux de Néris n'exercent aucune action favorable sur les névropathies symptomatiques. Je classe dans cette catégorie les névropathies qui se rencontrent concurremment avec une maladie quelconque, le plus souvent avec un état constitutionnel ou diathésique dont elles dépendent. Elles sont une complication toujours sérieuse et, à ce titre, elles réclament souvent une médication directe. Une fois, en effet, qu'on a pu les améliorer, sinon les guérir, on s'attaque plus sûrement et avec plus de chance de succès à la maladie primitive ou au vice constitutionnel.

Parmi les états diathésiques ou constitutionnels qui s'accompagnent ainsi ou se compliquent de phénomènes névropathiques assez intenses pour dominer la scène et réclamer une médication directe, je citerai l'anémie, la chlorose, la goutte, le diabète, l'herpétisme, etc. C'est à ce titre qu'on rencontre à Néris bon nombre de goutteux et de diabétiques. Certes les eaux de cette station sont parfaitement impropres à remédier à l'élément diathésique, au vice constitutionnel du sang ; mais elles s'attaquent avec succès à l'élément névropathique, concourent à améliorer l'état général, et favorisent ainsi l'action ultérieure des médications antidiathésiques.

Les névropathies symptomatiques, non plus d'un état constitutionnel, mais de l'affection d'un organe ou d'un appareil, ne sont pas moins nombreuses. Je citerai entre autres le vertige stomacal, le vertige de Ménière, les phénomènes nerveux si variés qui accompagnent les affections utérines, et dont je vais parler, les spasmes parfois si douloureux et toujours si énervants de l'urèthre ou du col vésical qui se montrent, chez l'homme, dans le cours de maladies de l'appareil génito-urinaire ou à la suite d'opérations pratiquées sur les organes de cette région. Dans tous ces cas, l'action sédative des eaux de Néris peut être utilisée au grand profit des malades.

III. MALADIES DES FEMMES.

J'ai signalé plus haut et combattu le préjugé d'après lequel les gens du monde fixent invariablement à vingt et un jours la durée de la cure thermale. En ce qui concerne les maladies des femmes, ce préjugé a une conséquence qu'il importe de signaler aux médecins et aux malades. Cette durée de vingt et un jours mesure justement l'intervalle qui, chez la plupart des femmes, sépare deux époques menstruelles ; aussi beaucoup s'arrangent-elles de manière à faire coïncider leur période inter-menstruelle avec leur séjour aux eaux. Ce calcul peut être excellent au point de vue économique ou de l'agrément personnel des malades ; mais il présente de sérieux inconvénients au point de vue des effets du traitement thermal.

Et d'abord, la coïncidence de l'excitation qui marque en général le début du traitement avec l'hypérémie, le flux, le malaise que laissent ordinairement les règles chez les malades, atteintes d'affections utérines, les expose davantage à des phénomènes congestifs, causes de vives souffrances, assez intenses parfois pour nécessiter un repos de quelques jours, propres enfin à retarder, sinon à compromettre l'action sédative de la médication hydro-minérale.

En second lieu, le petit calcul des malades est bien souvent déjoué par un retour prématuré des règles, auquel le traitement d'ailleurs n'est pas toujours étranger. Si l'époque menstruelle est en avance de plusieurs jours, les malades n'hésitent pas à prolonger leur séjour aux eaux et à reprendre le traitement après le repos nécessaire. Mais si l'avance n'est que de un ou deux jours, elles mettent en parallèle, d'un côté les avantages de deux bains en plus, de l'autre une prolongation de séjour d'une, quelquefois de deux semaines, et plus souvent elles se décident à partir après un traitement de dix-huit ou dix-neuf jours, manifestement insuffisant comme durée, et dont les effets seront encore, dans bien des cas, amoindris par les fatigues d'un voyage en pleine époque menstruelle.

Le moment le plus favorable pour inaugurer un traitement thermal est le milieu de la période intermenstruelle. Après une dizaine ou une douzaine de bains, l'arrivée des règles oblige les malades à un repos qui, en dehors même de cette circonstance, répond souvent à une indication tirée de l'excitation produite par les premières applications thermo-minérales. Quand les règles ont cessé, les malades, déjà en voie de s'acclimater au traitement, sont plus aptes à bénéficier de son action sédative, et l'intervalle de temps qui sépare de la prochaine époque menstruelle permet de donner à la cure une durée en rapport avec les effets produits et ceux qu'on est autorisé à attendre. On ne saurait trop appeler l'attention des médecins sur ce point de pratique, et les engager à s'en inspirer quand ils adressent une de leurs clientes à une station thermale.

Il est une question, très importante au point de vue du traitement hydriatique des maladies des femmes, qui tient encore les gynécologues divisés : c'est celle de déterminer la part qui, dans le développement et l'évolution de ces maladies, revient, d'un côté, à l'état général, diathésique ou constitutionnel, de l'autre, à la lésion locale.

Les uns accordent à l'état général un rôle essentiellement prépondérant. La lésion utérine est pour eux une simple manifestation locale de la diathèse ou du vice constitutionnel, au même titre, par exemple, que la gourme ou les adénites dans la scrofule, les lésions articulaires ou les névroses viscérales dans l'arthritis, les éruptions cutanées dans l'herpétisme, les symptômes congestifs et nerveux dans la chlorose. Dans cette manière de voir, c'est moins à la lésion locale qu'à l'état constitutionnel que la thérapeutique en général, et la thérapeutique thermale en particulier, doivent s'adresser ; c'est donc la nature de la diathèse qui doit servir de base au choix de la station hydro-minérale.

D'autres relèguent l'état général au second plan et trouvent, pour expliquer la fréquence et le mode d'évolution des maladies utérines, des raisons suffisantes dans les conditions anatomiques et physiologiques toutes spéciales de la matrice. Ils font valoir encore l'impossibilité où sont leurs contradicteurs de démontrer qu'à telle diathèse correspond plus particulièrement telle lésion génitale. Lorsqu'il existe, concurremment avec une de ces lésions, un état diathésique ou constitutionnel, c'est pure coïncidence, ou bien celui-ci est la conséquence de la maladie utérine: c'est ce qui arriverait fréquemment pour la chlorose, par exemple. Le thérapeutiste doit donc, avant tout, se préoccuper de la lésion locale.

Je ne saurais ici entrer dans la discussion de ce point de doctrine. Me basant uniquement sur les faits que j'ai observés, je me bornerai à énoncer les propositions suivantes, qui me semblent exprimer exactement l'état des choses.

Chez bon nombre de femmes atteintes de maladies utérines, il est impossible de constater un état diathésique ou constitutionnel quelconque.

De même des malades, présentant tous les symptômes d'un état diathésique, n'ont souvent aucune manifestation morbide du côté de l'appareil génital.

Mais il est des malades chez lesquelles il est facile de trouver un état diathésique ou constitutionnel en même temps qu'une affection utérine. Dans ces cas il peut y avoir pure coïncidence entre la disposition générale et la maladie locale. Mais il en est aussi où il est impossible de nier des relations étroites entre ces deux éléments morbides, sans qu'on puisse d'ailleurs toujours déterminer lequel des deux a été le *primum movens*. Ce qu'il y a de certain, c'est qu'ils enferment la malade dans une sorte de cercle vicieux, la diathèse entretenant la maladie, et la maladie servant en quelque sorte d'aliment à la diathèse. Le thérapeutiste, s'il veut devenir maître de la situation, doit les combattre l'un et l'autre, soit simultanément quand la chose est possible, soit successivement et en attaquant d'abord l'élément prédominant.

Dans une période peu avancée des affections utérines, dans celle qui suit immédiatement l'état aigu ou subaigu, c'est preque toujours la maladie locale qui prédomine. Les phénomènes qui la caractérisent sont de deux ordres : les uns hypérémiques, congestifs, inflammatoires, amenant parfois des hémorragies et entraînant consécutivement des lésions de nutrition dans l'organe malade ; les autres nerveux ou névropathiques, limités à la région pelvienne, ou retentissant plus ou moins loin par sympathie dans toute l'économie. Les indications fournies par la prédominance de l'un de ces deux ordres de phénomènes sur l'autre s'imposent à l'attention du clinicien.

Ces réflexions me conduisent à dire que les maladies des femmes offrent à considérer trois éléments principaux que le médecin doit étudier et apprécier comparativement avant d'instituer un traitement thermal : 1° un élément diathésique ; 2° un élément fluxionnaire ou congestif ; 3° un élément nerveux ou névropathique. C'est la prédominance de l'un de ces éléments sur les deux autres qui doit fournir l'indication la plus pressante.

Les faits que j'ai à exposer embrassent une grande partie de la pathologie utérine. Pour apporter de l'ordre et une certaine méthode dans les développements qui vont suivre, je diviserai les maladies qui se sont offertes à mon observation en quatre groupes principaux : 1° maladies inflammatoires ; 2° névroses ; 3° troubles fonctionnels ; 4° lésions physiques et altérations organiques.

Maladies inflammatoires.

État subaigu. — Les phlegmasies utérines, de même que les autres maladies inflammatoires, ne sont pas, à l'état aigu, justiciables des eaux minérales. On comprend, sans qu'il soit besoin d'y insister, les complications graves auxquelles les fatigues du voyage et l'excitation, quelque atténuée qu'elle soit, du traitement thermal exposeraient les malades. Mais, entre la phase initiale franchement aiguë de ces phlegmasies et l'état chronique vers lequel elles tendent trop souvent, il est une période de transition pendant laquelle, si l'on ne peut encore recourir aux eaux fortement minéralisées dont l'action excitante ramènerait presque à coup sûr les accidents aigus, il est permis de s'adresser à l'action sédative des eaux indéterminées. Telle est, du moins, la pratique de bon nombre de gynécologues, et les faits leur donnent raison.

J'ai rapporté, dans la *Clinique thermo-minérale de Néris*, p. 157, un cas de phlegmasie pelvienne post-puerpérale de date récente et à la période subaiguë, on pourrait presque dire à l'état aigu, dans lequel la malade a parfaitement supporté, sans aucune complication, un traitement thermal prudemment dirigé. Ce fait, joint à beaucoup d'autres, montre que les eaux de Néris peuvent être employées sans danger et parfois avec avantage dans certains cas où les symptômes aigus ne sont pas complètement apaisés : c'est là une ressource que le praticien doit connaître, et que, dans telle circonstance, il serait coupable de négliger. J'ajouterai que cet état subaigu des phlegmasies utérines n'est pas toujours consécutif à l'état aigu ; on l'observe bien plus souvent dans les phlegmasies chroniques dont les manifestations, soit anatomiques, soit symptomatiques, reçoivent, à un moment donné, comme un coup de fouet sous l'influence de causes qu'il n'est pas, d'ailleurs, toujours facile de déterminer. C'est surtout dans ces cas que l'usage des eaux indéterminées est indiqué, et, en entrant dans les détails qui précèdent, j'ai eu moins en vue d'en vanter l'emploi à la période terminale de l'état aigu que de rassurer les praticiens contre les craintes qu'ils pourraient concevoir, en prescrivant ces eaux, des recrudescences subaiguës des phlegmasies chroniques.

État chronique. — La chronicité est un des caractères généraux des maladies utérines. « Alors même, dit M. Courty, qu'on les voit se présenter avec un cortège de symptômes aigus ou affecter une marche aiguë, on peut dire que toutes les maladies utérines sont des maladies primitivement chroniques. » Ce caractère, joint à la fréquence des mêmes maladies, explique le contingent considérable que la pathologie spéciale de la femme apporte habituellement à la clientèle des eaux minérales.

Parmi les phlegmasies chroniques de l'appareil génital de la femme, la métrite occupe le premier rang. Non seulement elle est fréquente à l'état isolé, mais encore elle accompagne ou complique le plus grand nombre des autres maladies de la matrice ou des organes pelviens. C'est elle qui, dans la thérapeutique thermale de ces maladies, fournit presque toujours les principales indications ou contre-indications. Ce que j'aurai à en dire s'appliquera en grande partie aux inflammations des autres organes contenus dans le petit bassin. Je commencerai donc par la métrite et ajouterai, presque à titre de simples corollaires, quelques développements concernant ces dernières phlegmasies.

I. Métrite. — L'expression de *métrite chronique* est assez mal définie et a donné lieu à de
nombreuses discussions parmi les gynécologues.
Si l'on tient compte de la durée, toujours fort
longue, de la maladie et des altérations, variables suivant l'époque de son évolution, qu'elle
peut entraîner dans les conditions anatomiques
et fonctionnelles de la matrice, on comprend les
divergences d'opinions que son étude a soule-
vées. Les uns, frappés avant tout de la lésion
locale qui s'offrait à leur examen, en ont fait
une sorte d'entité morbide distincte, isolée, et
ont décrit, comme autant d'espèces ou de types
différents, la fluxion, la congestion, la métrite
interne, la métrite parenchymateuse, la métrite
du col, la métrite du corps, l'ulcération, les
granulations, les fongosités, l'engorgement,
l'hypertrophie, l'induration. Les autres, reliant
entre eux ces divers états de la matrice et les
rattachant à un même processus dont ils tra-
duiraient les différents degrés ou les différentes
phases d'évolution, depuis l'hypérémie simple,
qui marquerait le début, jusqu'à l'induration
hypertrophique, qui constituerait l'une des modifications les plus avancées, les ont réunis en
un ensemble morbide synthétique, qui n'est autre
que la métrite chronique.

Je ne saurais ici prendre parti dans ce d
sans être entraîné à des développements
m'éloigneraient considérablement de mon su
Je me bornerai à dire que, au point de vue c
que restreint et spécial où je suis placé
manière synthétique d'envisager les différ
modes de la métrite chronique répond mieux
la méthode analytique à la réalité des fa
Certes, l'hypérémie ou la congestion peut s
rêter au premier degré et ne pas aboutir à l
flammation ; la muqueuse utérine, en particu
la muqueuse externe du col, peut être le si
d'éruptions qui deviennent le point de dé[
d'ulcérations n'ayant aucun lien avec la métr
une hypertrophie de la matrice peut être
conséquence d'une simple congestion répé
ou d'un arrêt dans le mouvement de régress
qui suit l'accouchement, et, dans l'un ou l'a
cas, elle est indépendante de tout travail infl·
matoire ; mais, eu égard aux formes qui ré
ment plus spécialement les eaux de Néri
faut éliminer la congestion qui les contre-indi
au même titre que les autres eaux minérale
l'hypertrophie ou l'induration hypertroph·
qui demande des eaux plus fortement miné
sées, ayant une action à la fois plus excitan
plus résolutive. D'autre part, les éruptions

mitives de la muqueuse cervico-utérine sont rares. Les autres modes morbides mentionnés plus haut ont, avec le processus inflammatoire, des rapports plus difficiles à contester ; aussi, cliniquement, est-il permis de les considérer comme autant d'expressions anatomiques de la métrite chronique.

J'ai distingué, dans les affections utérines, trois éléments principaux qui servent de base à autant d'indications générales : un élément diathésique ou constitutionnel, un élément congestif et un élément nerveux.

La métrite à forme congestive, à plus forte raison celle qui s'accompagne de méthrorrhagie, contre-indique l'emploi des eaux minérales. Deux faits que j'ai observés m'ont démontré que, sous ce rapport, les eaux de Neris ne font pas exception.

J'étudierai le rôle de l'élément nerveux en même temps que celui de l'élément diathésique. Pour mieux préciser les résultats du traitement thermal, je diviserai les cas de métrite que j'ai observés en trois groupes, suivant que la phlegmasie utérine était simple ou compliquée, soit d'un état diathésique ou constitutionnel, soit d'une autre maladie de l'appareil génital.

Métrite simple. — La métrite simple, sans complication diathésique, sans coïncidence d'une autre maladie génitale, ce que l'on pourrait appeler la métrite vulgaire, avec son cortège symptomatique si bien connu et ses lésions non moins banales, est certainement l'une des maladies qui sont le plus heureusement modifiées par les eaux de Néris. J'en ai rapporté de nombreux exemples.

Dans quelques-uns de ces faits, la métrite était primitivement chronique et n'avait pas atteint le degré qui oblige les femmes à se soustraire aux exigences de la vie ordinaire. Malgré leurs souffrances, les malades avaient ajourné les soins spéciaux que leur état réclamait, et c'est à Néris seulement qu'elles les ont inaugurés. Ce cas est l'exception ; le plus souvent, on peut dire presque toujours, la cure thermale n'est que le complément d'un traitement plus ou moins long, déjà suivi par les malades, et qui, d'habitude, a été tout à la fois local et général. Ce traitement préalable, outre que, d'ordinaire, il s'impose tout naturellement au médecin, ne peut qu'aider puissamment à l'action consécutive de la cure thermale, et je partage la manière de voir de M. Desnos, quand il dit : « Ce n'est point, dans la plupart des cas du moins, au moment où l'on vient de constater une lésion de l'utérus, qu'il peut être utile d'envoyer une malade aux eaux, la métrite fût-elle même dans ces conditions de chronicité, d'absence d'accidents aigus que nous venons de réclamer comme les plus favorables. Il faut encore que la matrice ait été convenablement préparée à la cure thermale ; il faut, dans l'intérêt même de cette cure, que le médecin ait tiré, des moyens que la thérapeutique ordinaire met à sa disposition, tout le parti possible [1] .» C'est dans ces conditions que j'ai obtenu les meilleurs résultats.

La métrite avec prédominance des phénomènes nerveux ou névropathiques réclame tout spécialement les eaux de Néris ; ici la médication thermale est également appropriée aux symptômes morbides et à la cause qui les entretient : de là, sans doute, son efficacité à la fois plus certaine et plus complète.

Je joins ordinairement, dans les cas de métrite, le traitement hydriatique local au traitement général. Je complète quelquefois le premier soit par des applications modificatrices et résolutives, comme les badigeonnages iodés, des pansements à la glycérine, soit par des applica-

1. Desnos, *Du traitement des maladies des femmes par les eaux minérales.*

tions calmantes dans les cas d'une grande irritabilité de l'utérus. Le plus souvent je me borne à recourir aux moyens balnéothérapiques mentionnés plus haut, bain local, irrigations vaginales. Ce traitement local, qui, je le répète, demande toujours à être dirigé avec les plus grandes précautions, constitue un élément important de la cure thermale, et il n'est pas indifférent, pour le succès de cette cure, qu'on y ait ou non recours ; l'expérience me l'a plusieurs fois démontré.

Métrite compliquée d'un état diathésique ou constitutionnel. — Parmi les diathèses ou les états constitutionnels qui peuvent, à un titre quelconque, compliquer les affections utérines, j'ai surtout observé à Néris le rhumatisme, la goutte, l'herpétisme, la chlorose et ce que j'appellerai l'hystéricisme : je m'expliquerai plus loin sur le sens que j'attache à ce dernier terme. La scrofule, la tuberculose, la syphilis ont des indications spéciales que ces eaux ne sauraient remplir. Quant au cancer, je ne crois pas trop m'aventurer en disant qu'il contre-indique absolument tout traitement thermal.

Quelque idée que l'on se fasse *a priori* des rapports existant entre la diathèse ou l'état constitutionnel et la métrite, tout le monde accordera que la cure hydro-minérale aura d'autant plus de chance d'être efficace qu'elle sera également appropriée et à la disposition générale et à la maladie locale. C'est ce que j'ai constaté à Néris pour la métrite compliquée de la diathèse rhumatismale ; les effets favorables de la médication thermale sont en tout comparables à ceux que l'on obtient dans la métrite simple. Dans ces cas, tantôt des malades venues à Néris pour des rhumatismes ont été conduites, par l'amélioration qu'elles ont ressenties dans des symptômes utérins de plus ou moins ancienne date, à compléter la cure par un traitement local approprié ; tantôt ce sont des malades qui, adressées à Néris pour une affection utérine, ont vu se réveiller, sous l'influence de la poussée thermale, des douleurs rhumatismales auxquelles elles ne songeaient plus, réveil du reste momentané et d'un pronostic favorable pour l'avenir

J'ai observé beaucoup moins fréquemment la goutte que le rhumatisme chez les malades que j'ai eu à traiter à Néris pour des affections utérines. Dans la plupart de ces cas, la disposition générale arthritique était dominée, et en quelque sorte dissimulée, par un état névropathique des plus accentués. Le traitement hydro-minéral agit favorablement sur cet état névropathique en même temps que sur la maladie utérine. Mais, contrairement à ce qui a lieu dans le rhumatisme, il s'attaque moins directement à la disposition diathésique. Il est même des cas dans lesquels cette disposition se traduit surtout par des phénomènes de fluxion, de congestion du côté de l'appareil génital. Le traitement demeure alors à peu près inefficace, et l'indication principale est de combattre la diathèse par une médication mieux appropriée.

Ces réflexions s'appliquent tout aussi bien aux cas où la métrite est compliquée de la diathèse herpétique.

La chlorose, avec tout son cortège de phénomènes névropathiques, se rencontre surtout chez les jeunes filles, à l'époque de la puberté, et chez les jeunes femmes, à la suite des fonctions dévolues à la maternité, grossesse, accouchement, lactation ; qu'elle soit cause ou effet des troubles morbides observés à ces différentes phases d'évolution de l'appareil génital de la femme, elle constitue une complication avec laquelle il faut compter. Il semblerait *a priori* que des eaux indéterminées, comme celles de Néris, conviennent peu à une altération spéciale du sang qui réclame avant tout les ferrugineux et les toniques. Mais il ne faut pas oublier que toute médication, quelle qu'elle soit, propre à guérir ou à améliorer la maladie locale qui contribue à entretenir la ·dyscrasie du sang, agit secondairement sur la nutrition pour la réveiller, l'activer, et devient ainsi essentiellement reconstituante. C'est ce qui arrive pour les eaux de Néris, dans le traitement de la métrite chronique compliquée de chlorose. C'est alors surtout que les douches écossaises forment un adjuvant précieux du traitement thermal, toutes les fois du moins que l'état de la matrice ou d'autres organes ne les contre-indique pas. Du reste, elles ne sont pas absolument nécessaires pour obtenir un effet reconstituant:

Toute maladie utérine s'accompagne généralement de symptômes nerveux ou névropathiques, parfois de véritables phénomènes hystériformes. Ces manifestations symptomatiques ou sympathiques du côté du système nerveux, extrêmement variables comme forme et comme intensité d'une malade à l'autre, sont amendées par le traitement, quel qu'il soit, qui agit favorablement sur l'affection génitale. Presque tous les faits que j'ai publiés jusqu'ici montrent que c'est précisément dans ces cas, où l'élément nerveux ou névropathique prédomine, que les eaux de Néris rendent les plus grands services. Mais en exprimant cette proposition, que je ne crains pas de voir démentir, j'admets implicitement que les phénomènes nerveux sont secondaires et sous la dépendance plus ou moins immédiate de la maladie utérine. Quand ils sont primitifs et portés à un haut degré, de manière à constituer soit l'hystérie franche, soit cet état névropathique général, où les traits de la névrose sont moins accentués et auquel convient assez bien le nom d'*hystéricisme,* ils exercent sur les maladies de l'appareil génital une influence en tout comparable à celle des états diathésiques que je viens de passer en revue. Alors il ne suffit pas de s'attaquer à la maladie locale, il faut encore, pour obtenir un effet marqué et durable, modifier avant tout la disposition générale. Certes, les eaux de Néris répondent à cette double indication ; mais quand on songe au caractère irrégulier, capricieux, néanmoins tenace et rebelle à la thérapeutique, de l'hystérie, on comprend sans peine que ce n'est pas en une saison de vingt et un ni même de trente jours qu'on peut obtenir le double résultat vers lequel on doit tendre : deux et même trois saisons sont nécessaires.

Métrite compliquée d'une autre maladie de l'appareil génital. — J'ai dit que la métrite accompagne fréquemment les autres maladies de l'appareil génital. Quand ces maladies sont de nature inflammatoire (ovarite, pelvi-péritonite, etc.), les indications qu'elles présentent et le traitement qui leur convient se confondent avec les indications et le traitement de de la métrite ; je reviendrai un peu plus loin sur ce point. Quand il s'agit de maladies non inflammatoires, il y aurait une première question à résoudre, celle de savoir si la métrite est primitive ou secondaire, cause ou effet. Cette question, toutefois, a plus d'intérêt en théorie que dans la pratique ; la métrite, en effet, qu'elle soit primitive ou secondaire, est toujours une complication sérieuse de l'autre affection et très souvent un obstacle à l'application des moyens thérapeutiques qui conviennent à celle-ci. Il faut, en pareil cas, commencer par éliminer l'élément phlegmasique, et la métrite réclame ainsi les premiers soins. Cette conduite est d'autant mieux justifiée que, dans la plupart des cas, c'est à la métrite qu'il faut rattacher les principales souffrances éprouvées par les malades et que, parfois, la guérison de la phlegmasie utérine a pour conséquence celle de l'autre affection.

Ces réflexions s'appliquent surtout aux déplacements et aux déviations de la matrice, lésions qu'on rencontre le plus fréquemment. Quels que soient les rapports entre la métrite et ces lésions, rapports qui ont excité maints débats entre les gynécologues, la première indication est de combattre la phlegmasie avant de recourir aux moyens contentifs. Plus tard, quand ceux-ci sont tolérés, leur présence est toujours une cause d'irritation, et il importe, pour éviter le retour de la métrite à l'état aigu ou subaigu, d'en faire disparaître les derniers symptômes. Cette double indication, qui dicte la conduite des praticiens, explique le nombre considérable des malades que l'on traite chaque année à Néris pour des déplacements ou des déviations de l'utérus. C'est par leur action favorable sur la métrite que ces eaux rendent en pareil cas de si grands services.

II. Phlegmasies pelviennes. — Ainsi que je l'ai dit plus haut, les développements que j'ai consacrés à la métrite conviennent parfaitement aux phlegmasies des autres organes contenus dans la cavité pelvienne, phlegmasies qui s'accompagnent le plus souvent de métrite. Mais, en raison même de l'extension de l'inflammation, à laquelle le péritoine pelvien prend une part plus ou moins grande, et qui menace parfois de se propager à toute la séreuse abdominale, soit par une nouvelle poussée inflammatoire, soit par la rupture dans la cavité péritonéale d'un foyer purulent, le traitement exige une plus grande surveillance, des précautions plus minutieuses. On a vu toutefois que, même à l'état subaigu, l'ovarite et le phlegmon des ligaments larges ne contre-indiquent pas l'emploi des eaux de Néris ; celles-ci, par leur action sédative, agissent à la fois et sur l'élément inflammatoire et sur l'élément nerveux ou névropathique qui en est inséparable. Plus tard, quand on n'a plus à craindre une recrudescence de l'inflammation et qu'on peut être plus hardi dans le choix des moyens balnéaires, on utilise l'action résolutive du traitement hydro-minéral. Mais après qu'on s'est rendu maître du processus inflammatoire, et que les phénomènes névropathiques ont été calmés, quand il ne s'agit plus que de modifier la disposition générale de l'économie et d'obtenir en même temps la résolution de ce qui reste des produits épanchés dans les parties qui ont été le siège de la phlegmasie, on trouve des eaux minérales qui répondent mieux que celles de Néris à cette double indication. La période pendant laquelle celles-ci conviennent le mieux est donc celle qui suit les accidents aigus.

Il arrive parfois qu'une phlegmasie péri-utérine se résout et laisse, comme dernière trace de son passage, une métrite plus ou moins rebelle aux moyens de traitement qu'on lui oppose. Ailleurs elle devient la source de névralgies intenses qui persistent après la résolution de l'inflammation. Ces névralgies, très tenaces, finissent par altérer la constitution des femmes et les mettent dans un état d'énervement parfois difficile à décrire. En pareille circonstance, les eaux de Néris sont formellement indiquées.

Quand la résolution d'une phlegmasie pelvienne n'a pas été obtenue d'une manière complète, il peut être dangereux de tenter une opération indiquée par une autre lésion des organes génitaux, car on court risque de ramener l'inflammation primitive. Il vaut mieux surseoir à l'opération et traiter d'abord l'engorgement inflammatoire persistant. J'ai reçu dans ces conditions une dame qui avait un rétrécissement du col de l'utérus. On avait commencé la dilatation au moyen de l'éponge préparée, mais on avait dû s'arrêter à cause des symptômes qui semblaient menacer du côté des annexes droites de l'utérus, où il était facile de constater un engorgement assez considérable. La matrice ne paraissait pas d'ailleurs participer notablement à l'état phlegmasique. Une saison à Néris a mis la malade en état de subir sans danger la reprise de la dilatation du col.

III. CYSTITE. — La vessie participe assez fréquemment aux maladies de l'appareil génital de la femme ; cela résulte tantôt de la compression exercée sur la poche urinaire par la matrice ou des tumeurs pelviennes, de nature inflammatoire ou non, tantôt de l'extension et de la propagation de la phlegmasie des organes génitaux. Ailleurs aussi l'affection vésicale peut se développer concurremment avec celle de la matrice ou de ses annexes, sous l'influence de la même disposition générale, disposition rhumatismale, goutteuse, catarrhale, par exemple. D'autres fois, enfin, la vessie est le siège de névralgies, de spasmes douloureux d'ordre purement réflexe. J'ai observé des exemples de ces différents cas, et le plus souvent les malades se sont parfaitement trouvées du traitement thermal de Néris. Quand les accidents vésicaux sont sous la dépendance immédiate d'une affection génitale, ils cèdent tout naturellement au fur et à mesure que celle-ci s'améliore ; quand le lien entre les deux ordres de phénomènes est moins étroit, on peut voir les phénomènes vésicaux s'amender et même disparaître avant ceux qui expriment l'état de souffrance des organes génitaux.

Névroses.

Les névroses de l'appareil génital sont rarement primitives, rarement indépendantes d'une autre maladie, inflammatoire ou non. Seulement, au milieu de l'ensemble symptomatique dont elles font partie, elles attirent, concentrent plus qu'aucun autre phénomène l'attention des malades et du médecin par les souffrances qu'elles causent et le retentissement qu'elles peuvent ainsi avoir sur toute l'économie. A ce titre, outre la médication dirigée contre l'affection primitive, elles réclament le plus souvent un traitement spécial : les eaux de Néris ont l'avantage de répondre, dans le plus grand nombre des cas, à la double indication.

Les névroses que j'ai observées le plus souvent sont : les névralgies, l'hyperesthésie vulvaire, le vaginisme, le prurit de la vulve, la nymphomanie, la coccyodynie.

Névralgies. — Le siège des névralgies dont il s'agit est variable ; je pourrais même dire qu'il est parfois difficile à préciser très nettement. Le point de départ de la douleur est-il dans l'utérus, dans l'ovaire, dans l'une des branches du plexus lombaire, du plexus sacré ? Il n'est pas toujours possible de répondre à cette question. J'ajouterai d'ailleurs que, au point de vue clinique spécial où je suis placé, elle n'a qu'une importance secondaire, car le traitement hydriatique qu'on dirige contre les névralgies pelviennes repose moins sur une localisation exacte, mathématique de celles-ci, que sur l'étendue, l'intensité de la douleur, la nature de la maladie concomitante et l'état général de la malade. L'ovaire semble être cependant plus fréquemment que l'utérus le point de départ de douleurs névralgiques : c'est du moins ce qui ressort des faits que j'ai observés.

Si les névralgies primitives des organes pelviens sont rares, on en rencontre cependant quelques exemples, et j'ai observé un cas dans lequel les eaux de Néris ont eu un résultat complet. Il s'agit d'une demoiselle, approchant de l'époque de la ménopause, d'une impressionnabilité extrême, d'un nervosisme poussé au plus haut degré. Chez elle, la névralgie s'étendait à tous les organes du petit bassin, comme aux parois lombo-abdominales, et il était impossible de la localiser dans un point plutôt que dans un autre. La maladie était déjà fort ancienne, et des cicatrices de cautères, de moxas, que la malade portait des deux côtés de l'hypogastre, témoignaient à la fois et de l'intensité de la douleur et des moyens énergiques par lesquels on l'avait combattue. Cette douleur revenait par paroxysmes, surtout le soir ; elle redoublait d'intensité à l'époque des règles ; elle amenait alors une insomnie complète et provoquait chez la malade de véritables accidents hystériformes. A ce moment, ce qui la calmait le mieux, c'était l'application, sur le col utérin, d'un tampon de ouate enduit d'une pommade narcotique. Sauf une légère rétroversion, impuissante certainement à expliquer cette douleur, il n'y avait rien ni du côté de l'utérus, ni du côté des ovaires et des annexes. Deux saisons de Néris ont eu pour résultat une guérison qui ne s'est pas démentie.

Hyperesthésie vulvaire. — L'hyperesthésie vulvaire a été décrite pour la première fois par Simpson (d'Édimbourg) et Burns (de Glascow). Ce dernier l'a considérée comme une forme de névralgie, ayant pour siège le nerf honteux interne, et a proposé de la traiter par la section simple du nerf. Simpson, dirigé par le même ordre d'idées, faisait la section sous-cutanée du même nerf et prescrivait concurremment les toniques et les calmants ou les antispasmodiques administrés à l'intérieur et en applications locales. On trouve l'indication du même état morbide dans la clinique chirurgicale de Lisfranc, sous la dénomination : *De l'excès de sensibilité des organes génitaux de la femme.* En 1873, M. Gosselin en a fait une nouvelle étude, dans sa *Clinique chirurgicale de l'hôpital de la Charité,* et il cherche à démontrer que c'est à tort qu'on voudrait séparer, comme le font la plupart des gynécologues, l'hyperesthésie vulvaire de la contracture ou spasme du vagin, que, depuis les travaux de Marion Sims, on a l'habitude de désigner par le nom de vaginisme. J'ai communiqué à l'Académie de médecine et publié, dans le troisième fascicule de la *clinique thermo-minérale de Néris,* deux cas d'hyperesthésie vulvaire et un cas de vaginisme ; les symptômes que j'ai notés, de part et d'autre, ne me permettent pas d'adhérer à l'opinion du savant chirurgien de la Charité ; je sépare donc ces deux maladies cliniquement, mais je les réunis au point de vue des avantages que, dans l'un et l'autre cas, les malades peuvent retirer du traitement hydro-minéral de Néris.

Je rapprocherai la coccyodynie de l'hyperesthésie vulvaire, qui serait parfois mieux dénommée hyperesthésie vulvo-périnéale. J'ai observé bon nombre de malades chez lesquelles toute pression, même légère, sur la vulve, le périnée et au niveau du coccyx réveillait des douleurs extrêmement vives. Le même traitement convient à ces différents cas.

Vaginisme. — Le vaginisme, ou contracture spasmodique du sphincter vaginal, a été l'objet de nombreux travaux. On en trouve une indication bibliographique à peu près complète dans l'important *Traité clinique des maladies de l'utérus* de MM. Demarquay et Saint-Vel, qui ont consacré à cette affection un chapitre plein d'intérêt. Différentes opinions ont été émises sur la nature ou la cause du spasme vaginal, et le traitement qu'on lui a opposé a varié nécessairement suivant l'idée qu'on s'en est faite.

Les uns, avec Huguier, Borelli, Hervez de Chégoin, etc., admettant une analogie complète entre la contracture de l'anneau vulvaire et celle du sphincter anal, ont proposé pour la première le traitement généralement employé pour la seconde, c'est-à-dire soit la dilatation forcée, soit l'incision du sphincter.

Pour Marion Sims, le vaginisme est « une hyperesthésie excessive de l'hymen et de la vulve, associée à cette contraction spasmodique et involontaire du sphincter vaginal qui s'oppose au coït ». On connaît l'opération sanglante par laquelle le chirurgien américain combat l'affection : ablation des parties hyperesthésiées (hymen ou anneau vulvaire), incision profonde de l'orifice vaginal, dilatation consécutive de cet orifice.

Dans l'opinion de ceux qui établissent une analogie entre la contracture de l'anneau vulvaire et celle du sphincter anal, on est en présence de deux éléments : la lésion, qui est le plus souvent une fissure ; le trouble fonctionnel, qui est un spasme. Le traitement varie suivant qu'on attache plus d'importance à la lésion ou au trouble fonctionnel. Ainsi Demarquay, partant de ce principe que le vaginisme « implique toujours un *substratum*, et que la douleur et la contracture ne se manifestent que lorsqu'on touche le point lésé », veut qu'on aille avant tout à la recherche de ce point ; quand on l'a trouvé, il faut le modifier soit par la cautérisation, soit par tout autre moyen mieux approprié ; dès lors, ajoute-t-il, la contracture cesse, sans opération sanglante, sans dilatation brusque, sans même dilatation graduelle.

Ceux qui font jouer le rôle principal au spasme, ont recours avant tout aux antispasmodiques employés soit exclusivement (Scanzoni), soit concurremment avec la dilatation lente et progressive (Churchill, Gallard, etc.).

Enfin M. Gosselin, contrairement à cette dernière opinion, non seulement n'admet pas la prédominance du spasme, mais en nie même l'existence, et attribue exclusivement à l'hyperesthésie vulvaire et à la douleur causée par le contact et la dilatation des parties hyperesthésiées, l'impossibilité des rapports conjugaux.

Le fait que j'ai observé me paraît démontrer que la contracture spasmodique de l'anneau vulvaire peut être indépendante d'une lésion de voisinage à la vulve ou dans le vagin, et même d'une hyperesthésie marquée de ces parties. La malade dont il s'agit est une jeune dame de

24 ans qui, mariée depuis deux ans, n'avait pu encore accomplir l'acte conjugal. Les phénomènes névropathiques qu'elle présentait avaient débuté avant son mariage. Elle avait, en effet, étant jeune fille, de la dysménorrhée, des accès hystériques ou hystériformes, des spasmes de l'œsophage, etc. Tous ces symptômes se sont aggravés depuis le mariage. Les tentatives de rapports sexuels ont provoqué des accès complets d'hystérie, et un vaginisme infranchissable n'a jamais permis de les mener à bonne fin. Puis les accès hystériques sont devenus plus fréquents ; la moindre cause les provoque ; il est des périodes pendant lesquelles la malade en a tous les jours. En même temps, le spasme de l'œsophage a reparu plus intense et plus persistant. La malade a de la peine à avaler, et, comme s'il y avait une sorte de sélection, il est des mets qui passent, d'autres qui ne peuvent passer. Dans ces conditions, elle maigrit et s'affaiblit de jour en jour.

Divers traitements, il va sans dire, ont été mis en usage. Le médecin de la malade a cherché d'abord à obtenir une dilatation suffisante de l'anneau vulvaire ; il est arrivé progressivement à introduire un speculum en étain de moyen volume. Il a constaté un léger abaisse-

ment de la matrice et une métrite granuleuse
du col ; des cautérisations sur le siège des granulations ont semblé apporter quelque soulagement. Il a conseillé en outre l'usage d'un
glycérolé d'amidon au ratanhia et à l'extrait de
belladone porté dans le vagin autour d'un tampon de ouate, et des injections à l'eau de pavot.
Contre les accès quotidiens d'hystérie, il a prescrit successivement, ou concurremment, le
bromure de potassium, le bromhydrate de quinine, la morphine, l'eau de laurier cerise, l'arse-
nic, les amers, etc. Malgré cette médication,
s'adressant à tous les symptômes, la malade ne
va pas mieux, continue de maigrir, et c'est alors
qu'elle m'est adressée à Néris.

Le résultat de mon premier examen est le
suivant : la vulve ne présente rien de particulier
à noter. Le simple contact du doigt à la face
interne des lèvres ou au niveau de la commis-
sure postérieure n'est pas douloureux comme
dans les deux cas d'hyperesthésie mentionnés
plus haut. Mais, quand on veut franchir l'anneau,
on provoque le spasme, le doigt est fortement
serré et ce n'est pas sans un certain effort qu'on
peut l'introduire entièrement ; ce spasme est
douloureux, et la douleur paraît être en rapport
avec l'effort qu'on fait pour le vaincre. Le col

de l'utérus est légèrement abaissé, mobile, peu sensible. La sensibilité à l'hypogastre et dans la région ovarienne des deux côtés est aussi relativement modérée. J'introduis un petit speculum bivalve de Cusco : cette introduction ne se fait pas sans difficulté, et l'écartement des valves est vite arrêté par la douleur qu'il provoque. Il est assez grand cependant pour me permettre d'apercevoir le col, qui est rouge et présente au pourtour de l'orifice une exulcération granuleuse ; catarrhe utérin assez abondant. Malgré toute la douceur que j'ai mise dans l'examen, la malade est prise d'un accès d'hystérie, avec convulsions cloniques, strangulation, pleurs, etc.

Je prescris des bains à 34°, portés graduellement de vingt minutes à trois heures, des injections vaginales, si l'introduction de la canule est possible, la reprise de la dilatation progressive de l'anneau vulvaire, suspendue déjà depuis quelque temps, enfin des badigeonnages iodés sur le col pour en modifier l'état granuleux.

Le 17 août, surlendemain de la première visite, j'introduis de nouveau le speculum et je badigeonne le col avec de la teinture d'iode. L'opération ne provoque pas d'accès hystérique.

Le 26 août, on constate une amélioration

marquée dans l'état général. Il n'y a pas eu de nouvel accès d'hystérie ; les phénomènes nerveux sont restés limités à quelques spasmes du larynx. L'œsophagisme a diminué et la malade peut ingérer un plus grand nombre de mets qu'auparavant. L'introduction du speculum est plus facile, provoque moins de douleur, et l'écartement des valves est porté plus loin. Dans ces conditions on fait une tentative de rapprochement sexuel ; mais la préoccupation morale, jointe à l'excitation physique, provoque le spasme, et cet essai échoue comme les précédents. Du reste, le moment que, pour des raisons étrangères au sujet, on n'a pas choisi, est assez défavorable, car la malade est à la veille d'avoir ses règles. Elles apparaissent, en effet, le 28 août et s'accompagnent de douleurs bien moins intenses que d'ordinaire.

Le traitement, repris le 4 septembre, a été continué jusqu'au 10. A cette date, la dilatation, qu'on a augmentée progressivement, est portée aussi loin qu'on peut le désirer : l'écartement des valves du speculum de Cusco, quand on retire l'instrument et qu'il franchit l'orifice vaginal, est certainement plus grand qu'il ne pourrait l'être chez la plupart des femmes ; un fort speculum en buis peut être introduit sans causer de la douleur. Cependant le spasme persiste encore ; le doigt est toujours serré par l'anneau vulvaire, et, quand on introduit un speculum conique bien graissé, l'instrument est promptement expulsé comme une bougie conique l'est dans le canal de l'urèthre qui est le siège de contractions spasmodiques. Seulement le spasme est plus facile à vaincre, et la dilatation a cessé d'être douloureuse. Le col de la matrice est moins rouge ; l'ulcération est en voie de cicatrisation ; l'écoulement leucorrhéique est moins abondant. L'état général est considérablement amélioré ; plus d'accès hystériques ; impressionnabilité moins grande ; nuits plus calmes ; l'appétit est revenu ; le spasme de l'œsophage a à peu près disparu et la malade peut manger de tout à table d'hôte, sans aucune appréhension. Les forces se sont accrues ; non seulement l'amaigrissement n'a plus fait de progrès, mais la malade a plutôt pris un peu d'embonpoint. Cette amélioration l'engage à faire l'année suivante une nouvelle cure qui, cette fois, est couronnée d'un plein succès : dix mois après je recevais une boîte de dragées à l'occasion du baptême d'un gros baby.

Chez cette malade, il n'y avait aucune lésion de la vulve, ni du vagin. On a signalé la métrite, et M. Trélat, dans une communication faite au Congrès de Nantes, a insisté sur ce point, comme cause de contractions réflexes du sphincter vaginal. La malade avait une métrite granuleuse du col : faut-il rapporter uniquement à cette cause le vaginisme si rebelle qu'elle a présenté ? La légère amélioration observée par son médecin, à la suite de quelques cautérisations faites sur le col utérin, semblerait donner raison à cette manière de voir ; cependant, je ne puis l'accepter complètement. Le col, en effet, était peu sensible, et, quand on le pressait avec le doigt, qu'on le faisait basculer, on ne sentait nullement que la contraction du sphincter vaginal fût augmentée. Je ne dis pas que la métrite cervicale n'ait pu contribuer à entretenir l'état spasmodique de l'anneau vulvaire, mais je crois qu'elle n'a joué qu'un rôle tout à fait secondaire.

D'un autre côté, ainsi que je l'ai dit plus haut, la vulve n'a pas présenté cette « *hyperesthésie excessive*» dont parle Sims, et dont les deux malades atteintes de simple *hyperesthésie vulvaire*, sans spasme vaginal, m'ont offert un exemple. Chez ces deux malades aussi la douleur n'existait pas seulement quand on cherchait à franchir l'entrée du vagin ; elle se faisait sentir à peu près constamment et était une cause de grande gêne, soit pour la marche, soit pour la position assise. La dernière malade n'éprouvait rien de pareil ; la vulve restait indolente tant que la tentative d'introduction d'un corps étran ger ne venait pas provoquer les contractions spasmodiques.

En rapprochant les uns des autres les différents symptômes présentés par cette malade on ne peut s'empêcher de voir une grande analogie entre le vaginisme qu'elle a offert et l'œsophagisme qui, à un certain moment, l'a condamnée à une abstinence presque absolue. Le doigt ou le speculum, au contact de la muqueuse vulvaire, provoquaient chez elle le spasme du vagin, absolument comme le bol alimentaire, au contact de la muqueuse pharyngienne, provoquait le spasme de l'œsophage. Faut-il admettre, en un point quelconque des parties supérieures des voies digestives, une lésion qui aurait joué, par rapport à l'œsophagisme, le rôle qu'on est disposé à attribuer à la métrite granuleuse du col par rapport au vaginisme ? Je l'ai cherchée en vain, et, sauf des dents cariées qui, du reste, ne faisaient pas souffrir la malade, je n'ai rien trouvé. Par toutes ces considérations, je suis conduit à admettre que, dans ce cas, et malgré l'existence de la métrite cervicale, le vaginisme était plutôt essentiel que symptomatique.

Prurit vulvaire. — On sait combien le prurit vulvaire est pénible pour les femmes, dont il fait parfois le tourment, le désespoir, et combien aussi il est rebelle aux moyens thérapeutiques qu'on lui oppose. Le nombre de ces moyens, qu'on trouve indiqués dans tous les ouvrages de gynécologie, depuis les émissions sanguines locales, la cautérisation au nitrate d'argent et les différents topiques émollients, narcotiques ou astringents, jusqu'à l'administration à l'intérieur de la teinture de *caladium seguinum* préconisée par Scholz (de Breslau), le nombre de ces moyens, dis-je, est très considérable, et démontre, par cela même, leur peu d'efficacité.

Le prurit de la vulve est souvent symptomatique d'une affection utérine, en particulier de la métrite. Je ne parle pas des cas où les liquides qui s'écoulent de la matrice ou du vagin irritent la vulve et y déterminent différentes éruptions qui s'accompagnent de démangeaisons parfois insupportables, mais de ceux où l'écoulement utéro-vaginal, par sa quantité ou sa nature, ne cause aucune irritation aux parties externes, et où le prurit vulvaire constitue un phénomène purement nerveux d'ordre réflexe lié à l'affection utérine. Dans d'autres cas, sans être positivement primitif, idiopathique, il paraît moins intimement lié à une affection utérine : il n'en est que plus rebelle à la thérapeutique. Le prurit vulvaire a parfois pour conséquence d'entraîner les malades à des habitudes d'onanisme qui ne contribuent pas peu à aggraver leur état physique et moral. On est vraiment touché quand elles vous content leurs souffrances, les sensations, les besoins impérieux qu'elles éprouvent, leurs efforts pour y résister, leur honte et leur désespoir lorsqu'elles ont sucombé. Il est rare que les eaux de Néris n'apportent pas un soulagement marqué à toutes ces misères.

Je ne ferai que mentionner la nymphomanie, qui peut être un épiphénomène de l'état précédent, et qui, dans d'autres circonstances, se rattache à l'hystérie. Dans l'un et l'autre cas, elle est justiciable des eaux de Néris.

Troubles fonctionnels.

Les troubles fonctionnels sont le plus souvent symptomatiques soit d'un état constitutionnel ou diathésique, soit d'une affection de l'appareil génital : dans l'un et l'autre cas, c'est la maladie, générale ou locale, dont ils dépendent, qui fournit la principale indication du traitement hydro-minéral. Quand on a satisfait à cette indication, il en est une autre qui, dans quelques circonstances, doit même occuper le premier rang, et qui se tire des phénomènes nerveux ou névropathiques dont s'accompagnent généralement les troubles fonctionnels. Lorsque ces phénomènes acquièrent un haut degré d'intensité, ils réagissent sur l'organisme tout entier et peuvent compromettre les résultats, parfois même gêner ou empêcher l'emploi de la médication la mieux justifiée. Dans ces cas, les eaux de Néris sont nettement indiquées et ont une action des plus favorables. Quand la détente, que généralement elles produisent dans l'état névropathique, est obtenue, on peut attaquer, avec plus de facilité et de plus grandes chances de succès, les autres phénomènes morbides.

Accidents de la puberté et de la ménopause. — Ce qui précède s'applique parfaitement aux divers troubles qui s'observent si fréquemment aux deux âges critiques de la femme, celui de

la puberté et celui de la ménopause. La chloro-
anémie qui domine le plus souvent dans le premier cas, les symptômes congestifs qui marquent
d'ordinaire la prochaine cessation de la fonction
menstruelle, sont loin d'indiquer les eaux de
Néris ; et cependant, chez de jeunes filles pu-
bères, comme chez des femmes arrivées à l'âge
de retour, on obtient d'excellents résultats de
l'emploi de ces eaux.

Aménorrhée. — Après les considérations générales exposées un peu plus haut, j'ai peu de
chose à ajouter en ce qui concerne l'aménorrhée. Quand la suspension de la fonction menstruelle a lieu accidentellement, en dehors de
tout état morbide préexistant, les moyens thérapeutiques dont on dispose dans la pratique
journalière suffisent généralement pour ramener les règles. Dans les cas où ce résultat n'est
pas obtenu et où l'on juge opportun de recourir
à une médication thermale, les eaux de Néris
ne sont indiquées que lorsque les phénomènes
névropathiques prédominent.

Il est des cas où une ménopause prématurée
peut en imposer pour une aménorrhée transitoire réclamant l'intervention de la thérapeutique. J'ai été consulté à Néris par une

dame de 28 ans qui n'était plus réglée depuis sept ans. Menstruée à 17 ans, elle avait cessé de l'être à 21, à la suite de quelques émotions morales. Il n'en était résulté rien de sérieux pour sa santé ; elle n'avait ressenti que les phénomènes habituels éprouvés par toutes les femmes à l'époque de la ménopause ; tout au plus a-t-elle pu me signaler de légères et assez rares épistaxis. Cette dame, ne souffrant pas, ne jugea pas à propos de se faire examiner ; elle était venue d'elle-même à Néris dans la pensée que les eaux pourraient ramener les règles, ou prévenir les accidents pouvant résulter de leur suppression définitive. Il est évident que, dans ce cas, le traitement thermal était parfaitemet inutile. Mais si des phénomènes assez graves se fussent développés sept ans auparavant, on n'eût certainement pas manqué, et avec raison d'ailleurs, de traiter cette dame pour une aménorrhée. Les cas de ménopause à 21 ans sont, en effet, extrêmement rares, du moins dans nos climats, et c'est surtout à ce point de vue que j'ai cru intéressant de mentionner ici ce fait.

Dysménorrhée. — La dysménorrhée est un symptôme beaucoup plus fréquent que l'aménorrhée. Toutes les malades qui viennent à

Néris, atteintes de névropathies diverses ou d'affections utérines, sont plus ou moins dysménorrhéiques, et il va sans dire que l'état constitutionnel ou diathésique exerce une grande influence sur la dysménorrhée d'abord, puis sur les effets du traitement hydro-minéral institué pour la combattre.

On peut dire, d'une manière générale, que la dysménorrhée de nature ou d'origine nerveuse est toujours améliorée par les eaux de Néris : cela ressort de tous les faits que j'ai observés. Mais il importe de bien savoir qu'il n'en est plus de même de la dysménorrhée congestive, à plus forte raison de celle qui aboutit à des ménorrhagies ; ces dernières contre-indiquent absolument les eaux de Néris.

Stérilité. — La stérilité est le résultat de causes diverses et extrêmement nombreuses que je n'ai nullement l'intention de passer ici en revue. Quelques-unes des malades dont j'ai rapporté ailleurs l'observation étaient stériles ; telle, entre autres, la malade atteinte de vaginisme, qui n'avait pu encore accomplir l'acte sexuel ; telle encore une malade atteinte de dysménorrhée, d'origine goutteuse, dont le col était en même temps un peu allongé et conique ;

telle aussi une malade atteinte de cystite, qui présentait en outre une métrite chronique et une latéro-version des plus prononcées, avec léger abaissement de la matrice ; telle, etc. J'ai vu une autre malade qui, après un premier accouchement ayant eu lieu huit ans auparavant, n'avait pu redevenir enceinte par suite d'une métrite chronique avec fongosités intra-utérines et abaissement de l'organe, et qui a vu ses désirs se réaliser après une saison à Néris. Quand la stérilité est, comme dans ce cas, sous la dépendance d'un état morbide qui réclame les eaux de Néris, on peut espérer, au point de vue spécial dont il s'agit, un heureux résultat de l'emploi de ces eaux. Autrement, il va sans dire qu'elles n'ont aucune propriété fécondante particulière.

La stérilité tient souvent à une étroitesse des orifices du col. Lorsqu'il y a concurremment de la métrite, on peut, sous l'influence d'une cure hydro-minérale de Néris, pratiquer la dilatation lente et progressive du col sans aggraver les symptômes inflammatoires. J'ai eu, dans ces conditions, quelques beaux succès.

Lésions physiques et altérations organiques.

Les lésions physiques et les altérations organiques de l'appareil génital s'accompagnent souvent de phénomènes nerveux ou inflammatoires qui ajoutent aux souffrances des malades. En pareil cas, l'action sédative des eaux de Néris peut être avantageusement utilisée à titre de médication palliative.

Lésions physiques. — J'ai déjà dit plus haut, et j'en ai cité quelques exemples, que la métrite complique fréquemment les lésions physiques des organes génitaux. Quand elle présente un certain degré d'acuité, elle doit faire surseoir à toute intervention chirurgicale non urgente, et alors l'usage des eaux de Néris est indiqué comme un des meilleurs traitements préparatoires. Il en est de même quand ce sont des phénomènes névropathiques qui prédominent et, à raison de leur intensité, gênent l'action du chirurgien.

Dans d'autres circonstances le chirurgien est intervenu, mais les accidents inflammatoires ou névropathiques persistent ; ils ont pu même recevoir comme un coup de fouet par suite de l'opération. Ici encore les eaux de Néris sont nettement indiquées.

Quand les symptômes inflammatoires ou névropathiques ne sont pas très intenses, il peut y avoir avantage à instituer concurrem-

ment le traitement chirurgical et le traitement
hydro-minéral. Outre, en effet, que l'on gagne
ainsi du temps, l'action sédative des eaux est
propre à calmer et à maintenir dans des limites
très modérées l'irritation produite par les autres
moyens employés. C'est ce qu'on voit, par
exemple, dans les cas que je viens de signaler
où l'on dilate graduellement l'orifice interne du
col. Il en est de même des femmes atteintes de
métrite avec déplacement ou déviation de l'utérus : on peut hâter l'usage des appareils contentifs. Ainsi, j'ai donné des soins à la jeune femme
d'un confrère, très délicate, très impressionna-
ble, qui présentait l'état suivant : col notablement abaissé, pesant sur le périnée par suite
d'une double cause due à l'abaissement total
de l'utérus et à un allongement de la portion
vaginale du col ; museau de tanche rouge, exul-
céré, granuleux ; catarrhe utérin ; mobilité,
mais sensibilité de la matrice ; sensibilité
aussi à la région hypogastrique, surtout à
gauche ; les règles sont assez régulières, mais
douloureuses ; la malade se plaint de douleurs
lombo-abdominales qui redoublent à l'époque
menstruelle ; à ce moment surtout elle marche
péniblement ; elle est sujette à divers troubles
nerveux, à des accès hystériformes, sortes d'accès

hystériques incomplets, limités à la sensation épigastrique, aux spasmes de la gorge et aux larmes qui d'habitude terminent la scène. Au quinzième jour du traitement hydro-minéral, j'applique à la malade un anneau-pessaire Dumontpallier. Malgré son impressionnabilité, malgré l'état inflammatoire et la sensibilité de la matrice, elle supporte parfaitement l'appareil et, quand elle quitte Néris, tous les symptômes, tant locaux que généraux, sont fortement améliorés.

Altérations organiques. — Il est des altérations organiques, le cancer, par exemple, qui contre-indiquent formellement les eaux de Néris, comme toutes les eaux minérales. Il en est d'autres pour lesquelles cette contre-indication est moins nette, moins absolue, et dont le traitement hydro-minéral peut modifier parfois heureusement telle manifestation symptomatique ou sympathique. On ne saurait à cet égard généraliser ; chaque cas particulier emporte avec lui ses indications propres.

Chez plusieurs malades atteintes de tumeurs fibreuses de l'utérus déjà volumineuses, j'ai observé une atténuation des douleurs symptomatiques et, ce qu'il y a de plus intéressant, et que d'ailleurs je constate sans chercher à l'expliquer, une diminution de la tumeur. Quelques-unes de ces malades, heureuses de cette amélioration, ont fait deux ou trois saisons. Je n'ai pas noté un seul accident.

Je ne terminerai pas ce chapitre sans dire un mot de la contre-indication à un traitement thermal que quelques médecins voient encore dans la grossesse. La question a été mise au concours par l'Académie de médecine, et elle a été l'objet d'une discussion au sein de la Société d'hydrologie. J'ai défendu, devant cette société savante, l'opinion que j'avais déjà exprimée à la fin du premier fascicule de la *Clinique thermo-médicale de Néris*, à savoir : que la grossesse ne contre-indique pas l'emploi des eaux indéterminées comme celles de Néris ; qu'elle exige seulement de grandes précautions, et une surveillance attentive dans l'administration des eaux. Cette opinion, qui repose sur un nombre considérable de faits, soit de ma pratique, soit de celle de mes confrères, semble rallier aujourd'hui la grande majorité des hydrologues.

IV. DERMATOSES.

Pour les dermatoses, plus peut-être que pour les autres maladies, le thérapeutiste doit se préoccuper de deux grandes indications tirées, l'une de l'état général, constitutionnel ou diathésique, l'autre de la modalité, de la forme anatomique, de l'évolution et du siège des manifestations locales.

Le plus souvent la première indication prime la seconde ; aussi choisit-on généralement, parmi les eaux minérales, celles qui contiennent, au nombre de leurs principes minéralisateurs, des substances dont l'expérience clinique a démontré l'action plus ou moins spéciale ou spécifique dans les cas observés. C'est ainsi que, dans l'école de Bazin, les eaux sulfurées sont plus spécialement prescrites contre les scrofulides, les eaux chlorurées et bromo-iodurées contre les syphilides, les eaux alcalines (bicarbonatées sodiques) contre les arthritides, les eaux arsenicales contre les herpétides. A ce point de vue, une place bien restreinte serait réservée aux eaux faiblement minéralisées comme celles de Néris. Cependant, en admettant même cette manière de voir un peu exclusive, il est facile de se convaincre qu'elles sont parfois nettement indiquées. On comprend, par exemple, que dans les cas, moins rares qu'on ne pense, où l'état constitutionnel se complique d'un élément nerveux ou névropathique très accentué, qui rend le malade extrêmement irritable, et réagit ainsi sur les manifestations de la diathèse, on comprend, dis-je, que l'usage des eaux à forte minéralisation, en augmentant l'excitation générale et en exagérant la réaction névropathique consécutive, donne un trop dangereux coup de fouet à la maladie et puisse ainsi présenter de graves inconvénients. Dans de telles conditions, la première indication est de calmer l'élément nerveux ou névropathique, et c'est aux eaux indéterminées qu'on doit s'adresser. Cette conduite est d'autant plus rationnelle que, dans les cas dont il s'agit, les manifestations cutanées de la diathèse coïncident le plus souvent ou alternent avec d'autres manifestations phériphériques ou viscérales de nature névropathique qui relèvent directement de ces mêmes eaux indéterminées.

Si maintenant on considère la modalité, la forme anatomique, en un mot la manifestation locale de la dermatose, on voit qu'il est des cas où l'excitation produite par les eaux fortement minéralisées peut aussi dépasser le but, qu'elle ait pour résultat d'exaspérer outre mesure la lésion cutanée, ou de produire, comme le fait justement remarquer M. Durand-Fardel, une perturbation inopportune qui expose à des dépressions ou à des changements de manifestations toujours dangereux. Dans ces cas encore, caractérisés soit par une période peu avancée et un certain degré d'acuité de la maladie, soit par l'intensité ou l'étendue de la lésion cutanée, soit enfin par la modalité même de la dermatose (forme inflammatoire, forme humide), les eaux indéterminées, comme celles de Néris, doivent être préférées.

Les dermatoses qu'on a le plus fréquemment occasion de traiter à Néris sont l'eczéma, l'impétigo, l'herpès præputialis, le prurigo, l'urticaire, l'acné ; j'ai observé aussi quelques cas d'echthyma. L'urticaire, qu'on rencontre chez les névropathes, surtout du sexe féminin, et l'acné, qui est fréquemment l'apanage des arthritiques, sont d'autant plus favorablement influencées par les eaux de Néris, que celles-ci ont une prise directe sur la diathèse. Quant aux autres dermatoses, les formes humides, sécrétantes, sont les plus heureusement modifiées. L'action des bains et des douches a généralement pour résultat la chute des croûtes, une légère excitation de la surface mise ainsi à nu, une marche rapide vers la cicatrisation.

V. AFFECTIONS CHIRURGICALES.

. Les affections chirurgicales, dont il est question ici, sont le plus souvent consécutives à des traumatismes. Elles se divisent naturellement en deux classes, suivant qu'il y a ou qu'il n'y a pas plaie des téguments.

L'action cicatrisante des eaux de Néris sur les plaies est des plus remarquables. Un malade atteint d'echthyma et dont le corps, à la chute des croûtes, était littéralement couvert d'ulcères, a vu, en moins de vingt jours, toutes ces petites plaies se cicatriser. De Laurès a eu plusieurs fois l'occasion de traiter, par des bains prolongés, des ouvriers présentant de vastes brûlures; il a toujours noté une cicatrisation plus rapide que par aucun autre moyen. J'ai vu chez un malade, venu à Néris pour une toute autre affection, un ulcère du périnée consécutif à une gomme syphilitique et qui, depuis des mois, résistait à tous les moyens, se cicatriser en moins de quinze jours. Enfin j'ai obtenu aussi rapidement, chez des enfants scrofuleux, la cicatrisation d'adénites suppurées. Cette propriété des eaux de Néris n'est peut-être pas assez connue, même des médecins qui exercent dans un rayon plus ou moins rapproché de la localité ; il y aurait certainement lieu de la mettre plus souvent à profit.

Les traumatismes sans plaie, dont on traite les suites à Néris, consistent surtout dans des contusions, des luxations, des fractures. Souvent un nerf a été lésé ou est comprimé ; il en résulte une paralysie plus ou moins complète et une atrophie des muscles animés par ce nerf. J'ai déjà signalé ces cas et indiqué les effets favorables des eaux de Néris. Ailleurs il reste, autour des fractures plus ou moins consolidées et des articulations qui ont été le siège de luxations plus ou moins bien réduites, un engorgement dont le traitement thermo-minéral, joint au massage, facilite et active la résolution. Enfin, à la suite de luxations, même parfaitement réduites, il persiste parfois une roideur articulaire, que les mêmes moyens contribuent à améliorer, sinon à faire disparaître. J'ai obtenu aussi de bons résultats dans les roideurs, les demi-ankyloses consécutives à la guérison d'une arthrite.

Un traumatisme qui atteint le tronc peut produire, dans l'une des grandes cavités splanchniques, en particulier dans la cavité abdominale, des désordres plus ou moins graves et persistants. Ici encore le traitement thermo-minéral de Néris rend de précieux services. J'en ai observé un exemple remarquable chez un garçon de 13 ans qui avait fait une chute de voiture sur le sacrum ; la roue de la voiture lui était passée sur le ventre et sur les hanches. Pendant la convalescence, longue et pénible, il reçoit dans le bas-ventre un violent coup de genou, qui détermine une péritonite limitée au bassin ; des sangsues, des onctions mercurielles, des vésicatoires enrayent et calment les premiers accidents inflammatoires ; mais il reste des exsudats, des adhérences qui rendent certains mouvements douloureux, la palpation du ventre très sensible, et empêchent le jeune malade de marcher. Après une saison de 25 jours, toute sensibilité abdominale a disparu. Le jeune malade fait de longues courses à pied ou à âne, sans éprouver la moindre fatigue ou la moindre douleur. Il a repris des forces, de l'embonpoint et toutes les apparences d'une parfaite santé.

TABLE DES MATIÈRES

Châteauroux. — Typographie et Stéréotypie A. Majesté.

Manuel pratique

DE

MÉDECINE THERMALE

PAR LE D. H. CANDELLÉ.

Ancien Interne des hôpitaux de Paris.

Un volume in-18 jésus de 450 pages cartonné diamant

Prix **6** francs.

Le *Manuel pratique de médecine thermale* a surtout pour but de résumer les notions que nous possédons au sujet du traitement des maladies chroniques par les eaux minérales. Conçu dans un esprit exclusivement médical, cet ouvrage vise surtout à initier le praticien aux détails qu'il lui importe de connaître pour se guider dans l'appréciation des moyens mis en usage dans chaque station, pour discerner les indications vraiment spéciales de celles qui par leur nombre et pour ainsi dire leur universalité servent quelquefois à produire une certaine confusion.

Il comprend trois parties :

Une première, *De la médecine thermale et des moyens qu'elle met en usage*, où, après une définition et un court historique, sont exposées tout d'abord les diverses conditions de la cure thermale avant, pendant et après les moyens hydrothérapiques, les applications des gaz, des vapeurs étuves, eaux pulvérisées, inhalations, la composition des eaux minérales, la physiologie des médications sulfureuse, alcaline, saline, ferrugineuse, indéterminée, arsenicale, etc. ;

Une seconde partie, *topographique*, dans laquelle, après un coup d'œil jeté sur les eaux minérales de l'étranger et un parallèle entre celles de la France et de l'Allemangne, les eaux minérales françaises sont étudiées par régions (*groupe du Plateau central, des Pyrénées, des Alpes, etc.*), avec la mention des principaux corps constituants qu'y décèle l'analyse chimique, de leurs proportions, du rôle que chacun d'entre eux est appelé à jouer dans l'ensemble, d'après les idées les plus acceptées, les indications spéciales de chacune d'elles.

Dans une troisième partie, *clinique*, l'auteur, après avoir abordé la question des diathèses en général, question sans connaissance de laquelle toute la thérapeutique hydrominérale deviendrait lettre morte, reprend chacune de ces diathèses en particulier (*syphilis, scrofule, arthritisme*, etc.), montre quelles sont les classes d'eaux qui semblent s'adresser le plus directement à elles, comment on a interprété leur spécialisation. Cela fait, les maladies des différents appareils sont ensuite passées en revue, car, à côté des indications générales tirées de la diathèse, il importe aussi grandement de ne pas négliger les actions électives qui s'exercent sur les organes.

Un dernier chapitre est consacré aux contre-indications. Deux tableaux, l'un des classifications, l'autre des indications, complètent l'ouvrage.

Châteauroux. — Typ. et Stéréotyp. A. Majesté.

9 782014 086539